图文观览——中医

王富春　李　铁　主编

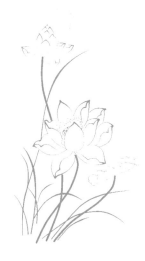

全国百佳图书出版单位
中国中医药出版社
·北　京·

图书在版编目（CIP）数据

图文观览 . 中医 / 王富春，李铁主编 . —北京：
中国中医药出版社，2023.6
ISBN 978-7-5132-7739-6

Ⅰ . ①图… Ⅱ . ①王… ②李… Ⅲ . ①中医学 Ⅳ .
① R2

中国版本图书馆 CIP 数据核字（2022）第 152841 号

中国中医药出版社出版

北京经济技术开发区科创十三街 31 号院二区 8 号楼
邮政编码　100176
传真　010-64405721
保定市西城胶印有限公司印刷
各地新华书店经销

开本 710×1000　1/16　印张 12　字数 163 千字
2023 年 6 月第 1 版　2023 年 6 月第 1 次印刷
书号　ISBN 978 - 7 - 5132 - 7739 - 6

定价　72.00 元
网址　www.cptcm.com

服 务 热 线　010-64405510
购 书 热 线　010-89535836
维 权 打 假　010-64405753

微信服务号　zgzyycbs
微商城网址　https://kdt.im/LIdUGr
官 方 微 博　http://e.weibo.com/cptcm
天猫旗舰店网址　https://zgzyycbs.tmall.com

如有印装质量问题请与本社出版部联系（010-64405510）

编写说明

中医工巧源远流长，华医魅力历久弥新。天人合一的自然理念，引人入胜的社会精粹，三因制宜的人文关怀，博大精深的中医以一种让人亲近的情怀，包容温暖着东方神州。怀着对中医厚重历史的崇敬之心，秉着对中医文化的亲近之意，我们敞开胸怀，回视历史，用一种朝圣的心态来收集和整理中医漫漫历史中每一个值得珍藏的精彩瞬间，用我们满怀激情的视角，向世人展示中医的无限魅力。

然中医之经典去今远矣，其言简，其文奥，往往使向学者望而却步；另中西文化之差别，现代实证思维之制限，难以理解中国古典文化之深邃。因此，我们化繁为简，深入浅出，以图叙事，以文为辅，力求图文并茂，重在直观感性地展示中医学术精华，希冀以图达意，展现中医发展过程中的重要内容和经典时刻，也为世界范围内想了解中医、学习中医、实践中医的人们打开方便之门。

本书共分为七个部分，以中医发展历史为经，中医理论及学术构架、中医文化事件为纬，分别从起源发展、基础理论、治疗方法、名医经典、中医诸科、文化交流、现代中医等方面，对中医历史、文化、医疗、教育、产业、交流等各个方面进行介绍，对中医发展历史中的理论、名医、名著、重大事件、发展前景等方面的重要内容配以精美插图，并附以简短的文字说明，图精言简、通俗易懂，集学术性与趣味性于一体，既面向人民大众，又有一定的学术性。

本书主要读者对象是所有中医临床工作者，中医医史文献研究者以及喜爱中医、希望了解中医的国内外人士。

《图文观览——中医》编委会

2023 年 1 月

目　录

四、名医经典

五、中医诸科 109

六、文化交流 133

七、现代中医 151

一、起源发展

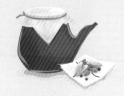

中华医道砭火始

中医源远流长，其起源可以追溯到新石器时代，从已经出土的大量原始人生活文物中，我们发现了许多与医药有关的实物资料，其中砭石和火是最早用于治疗疾病的工具。

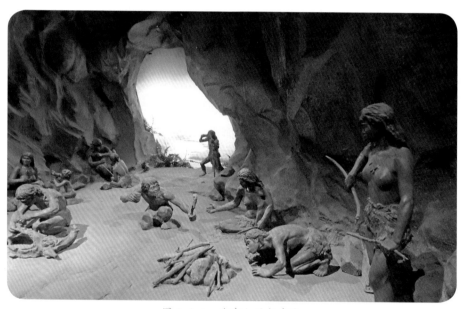

图 1-1-1　北京人用火遗迹

火是人类掌握的第一种自然力。人类对火的认识、控制和驾驭在治疗疾病方面也有着极为重要的意义。传说中是"燧人氏"教会人们钻木取火的，人们还发现用兽皮、树皮包上烧热的砂土熨烫身体局部，可以减轻疼痛；或者不小心烧伤了身体的某一部分，病痛会得到减轻或消失，这就是灸法的雏形。

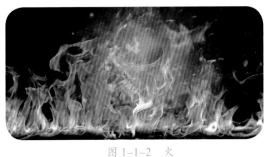

图 1-1-2　火

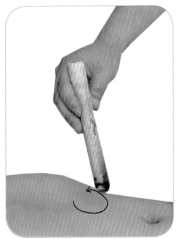

图 1-1-3　艾灸

曲阜孔庙藏有扁鹊针砭行医画像石，共四石，其一为扁鹊（人首鹊尾）手持砭石刺一患者身体，余三人跪拜求医。扁鹊针砭行医画像，是以泗水流域灰褐色的、带有黄斑玉质感的洛庄汉墓泗滨浮磬为原料制作的。据《东山经》记载，质量较好的医用砭石多出自山东泗水滨源，又称泗滨浮石。

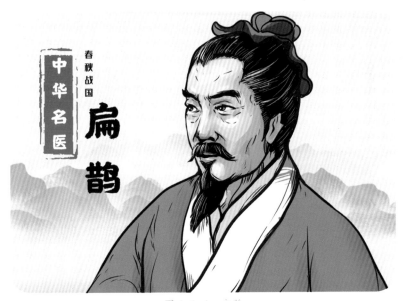

图 1-1-4　扁鹊

　　砭石疗法至今仍然在使用，并且得到了较大的发展。砭石通过对经络的刺激，能够起到促进微循环、疏通经络、消肿散瘀的作用，具有改善睡眠、养肝护肾、减轻疼痛、提高免疫力等功效，可用于治疗失眠、疼痛等多种常见的疾病。

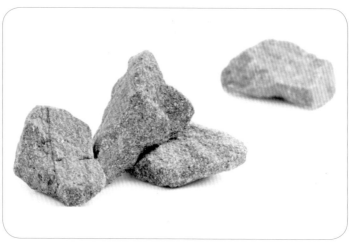

图 1-1-5　砭石

华夏伏羲制九针

在古代的文献记载中，是伏羲制造了九种用于治疗的针具，称为"九针"。九针的治疗功能各不相同，它的出现和应用标志着针刺疗法已经成为一种独立的治疗方法，经过逐渐发展和演变，许多针具仍在现代针灸临床中广泛使用。

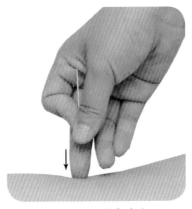

图 1-2-1　针灸疗法

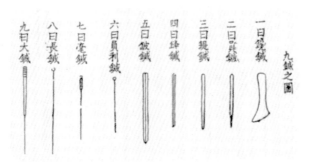

图 1-2-2　九针图

伏羲是中华民族敬仰的人文始祖，居"三皇"之首。在古代文献的记载中，伏羲散发披肩，身披鹿皮，一派远古圣贤风范。相传他按照所要治疗的疾病种类不同，制造出九种不同的针刺治疗工具，称为"九针"，最早记载于《黄帝内经》中。

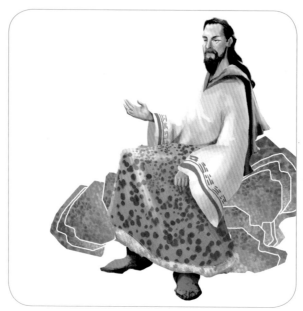

图 1-2-3　伏羲

随着生产力的发展，冶金技术的水平逐渐提高，人们发明了铜针、铁针、银针、金针等。九针经过不断发展，形状和质地也有了较大的变化，但有些针具直到现代临床中应用都十分广泛，如毫针治疗寒热痛证，锋针刺血排毒，长针（芒针）治疗顽固性疾病，火针治疗皮肤疾病等。

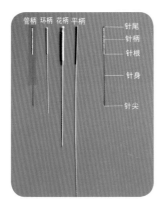

图 1-2-4　毫针

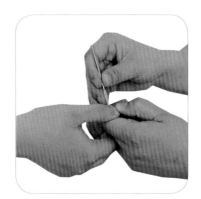

图 1-2-5　三棱针（锋针）

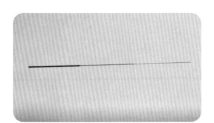

图 1-2-6　芒针（长针）

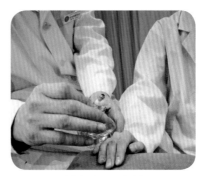

图 1-2-7　火针

炎帝神农尝百草

　　炎帝神农是中国药学的始祖之一，是古代文献中记载的第一个尝遍百草来研究药物的人。《神农本草经》便是神农及后代所掌握古代药物学知识的集大成之作，是我国乃至世界史上现存最早的药物学著作。

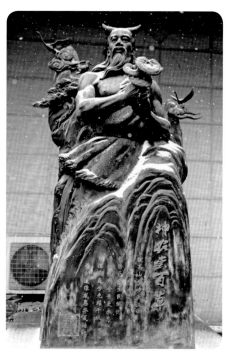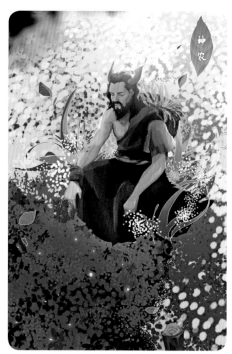

图1-3-1　神农尝百草　　　　　　　　　1-3-2 神农采药图

　　相传在远古时代，神农率领部落寻找可以食用的植物果腹，常常因为不了解植物的性质而出现中毒现象。神农下定决心亲自尝遍所有植物以辨其性，从而避免广大民众误食毒草，于是就有了"神农尝百草"的传说，相传他在一天就尝过 70 多种有毒性的药物，并数次中毒，体现了神农无私献身的伟大精神。神农尝百草的故事虽然充满着传奇色彩，但也从侧面说明了远古先民通过尝试认识到药物的实践过程，也标志着中药学的开端。

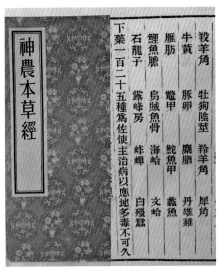

图 1-3-3　神农本草经

《神农本草经》是我国早期临床用药经验的第一次系统总结。全书载药 365 味，分上、中、下 3 卷，对每一味药的产地、性质、采集方式和主治病症都做了详细记载。

上古名医多绝技

在古代文献记载中，有许多身怀绝技的名医，他们或创立了中医学的基础理论，或留下了为人推崇的治疗方法，或者治疗了疑难杂症，留下了许多引人入胜的传说。

黄帝，又称轩辕氏，是上古神话传说中最著名的英雄神，在医学史上，黄帝有"医药之神"的称号，相传他整理了神农所尝过的百草性味和各种治病的经验，并和他的臣子岐伯、伯高一起研讨医学理论，著成《黄帝内经》，黄帝、岐伯也成为中医学始祖，而"岐黄"也成了中医的代名词。

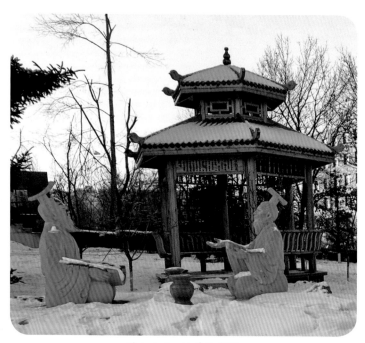

图 1-4-1　岐黄论道图

　　伊尹为商朝汤武王的宰相，是厨师之祖，在《资治通鉴》中曾记载是他发明了汤药，成为中医治疗重要的方法之一。俞跗是《史记》记载的最早开始应用外科技术治疗疾病的名医。

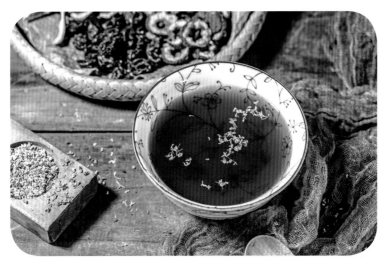

图 1-4-2　汤药

　　桐君是传说中的一位医圣，是中国古代早期的药学家。据史料记载，他能够识别草木金石的性味，著有《药性四卷》和《桐君采药录》。

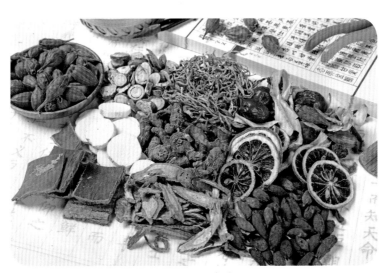

图 1-4-3　中药

　　医缓也是春秋战国时期秦国医术高明的医生。一天，晋国的国君病重，向秦国求医，秦王便派医缓前去诊治。在医缓还未到达的时候，晋景公恍惚中做了个梦，梦见了两个小孩，正悄悄地在他身旁说话。其中一人说："医缓是个高明的医生，恐怕真的会伤害我们，我们怎么躲避他呢？"另一个道："我们去藏到肓之上，膏之下，他就不能把我们怎么样了。"肓和膏是人体深层的部位，药力难以达到。令人惊异的是，医缓前来诊病完毕后，对晋王说："您的病不能治了，处于肓之上，膏之下，使用灸法攻治不行，针刺难以到达，药力也够不到那里，没有办法了。"晋王听了非常佩服，称赞他的确是个高明的医生，重赏之后将医缓送回了秦国。著名的成语"病入膏肓"，就是源于这个故事，形容病得很重，难以救治。

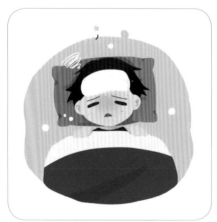
图 1-4-4　病入膏肓

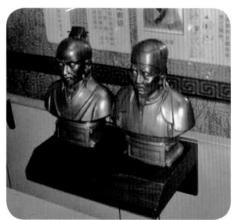
图 1-4-5　医和医缓像

二、基础理论

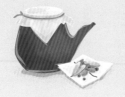

天人相应法自然

中医学认为人是自然的一部分，与天地万物合成一个有内在联系的不可分割的整体。人体生命活动，内部器官的运动变化，都要适应整个自然界运动变化的规律。这种整体观念贯穿整个中医理论体系，是中医理论的精髓，这种思想与从道家"天人相应"同出一源。

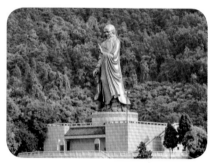
图 2-1-1　老子像

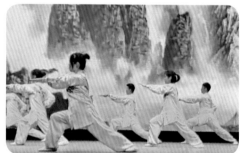
图 2-1-2　天人合一

早在秦汉时期，古代医家就提出"天人相应"的著名论点。"天"代表自然，"相应"代表自然界的变化必然会引起人体的反应。如果自然界的运动变化反常，超过了人体正常的生理调节，人就会生病。这种观点是由中国道教的创始人老子提出来的，相传他最终修道成仙，骑青牛出雁门关西去。

人体的运行规律和自然界、社会的规律是一致的，自然界中有河流，人体就有经脉，社会中有君主、分管各部门的官员，人体就有五脏，因此自然界和社会的规律就是人体的规律。

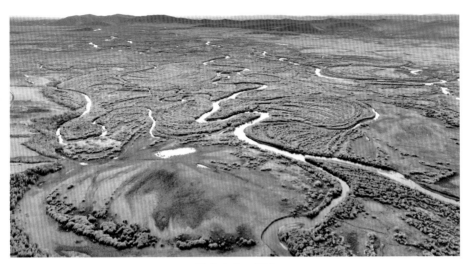

图 2-1-3　河流

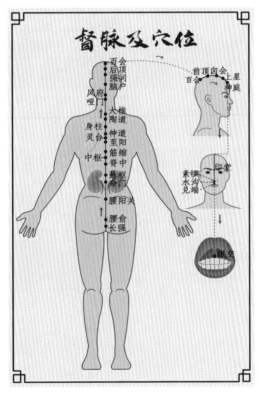

图 2-1-4　人体经脉图（督脉）

　　四季变化会对人体有所影响。春温，夏热，秋凉，冬寒，人体也会出现相应的反应。以春天为例，天气转暖，人体皮肤松弛，血管舒张，气血津液多流向体表，易出汗而小便少。地理环境对人体也有深刻影响。由于自然环境的不同，人在气血、体形等方面都有差异，当骤然改变了习以为常的生活环境，人体自身调节功能一时不能适应，就会出现"水土不服"的现象。日夜周期变化对人体也有很大影响。人的体温、心率、血压、血糖、内分泌、基础代谢等均有明显二十四小时节律变化。子午流注就是古人根据十二经脉在十二时辰的气血盛衰情况治疗疾病的时间医学。

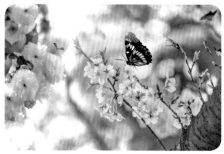

图 2-1-5　春

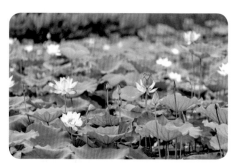

图 2-1-6　夏

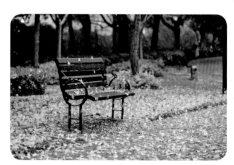

图 2-1-7　秋

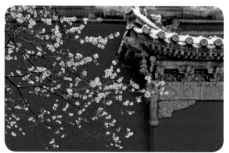

图 2-1-8　冬

阴阳五行蕴法理

阴阳五行学说是中国古代的一种朴素唯物主义的哲学思想，也是中医学的理论基础，中医学用阴阳的对立统一和五行的生克制化理论来解释生理、病理以及寻求战胜疾病的方法。

太极图由左右两侧鱼合起来而形成，又称阴阳鱼，是阴阳学说的生动表达。阴阳鱼常作为中医标志，也诉说着医易同源的道理。

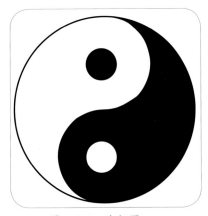

图 2-2-1　太极图

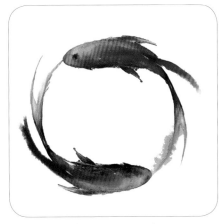

图 2-2-2　阴阳鱼

阴阳是一组相对的哲学概念，在自然界中往往是相对出现的，例如太阳为阳，月亮为阴；火为阳，水为阴；男人为阳，女人为阴；等等，两者对立而又统一。

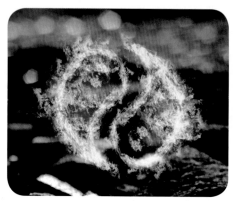

图 2-2-3　水与火

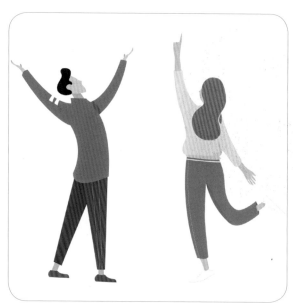

图 2-2-4　男与女

中医学也用阴阳来建立人的生理、病理模型：背为阳，腹为阴；头为阳，足为阴；外为阳，内为阴；身体阴阳平衡，才是健康的状态。

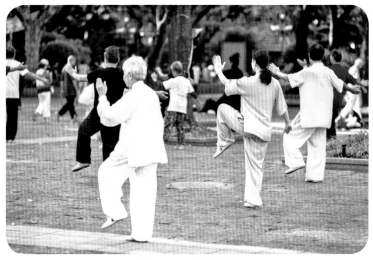

图 2-2-5　阴阳平衡

　　五行，是指木、火、土、金、水这五种物质和它们的运动。中医学的五行学说把人体结构和功能分属五行，如脏腑、官窍等，与自然界的五行相对应，形成统一的整体。五行，又有生克制化的相互关系，共同形成了五行学说。

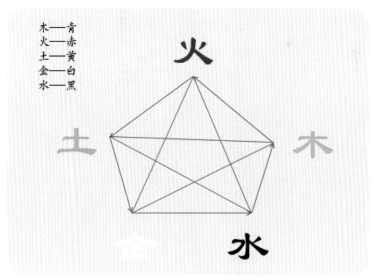

图 2-2-6　五行图

经络纵横通表里

　　经络学说是中医基础理论的核心之一，是从经络的分布和功能上来阐述人体内脏与体表、内脏与内脏以及体表各部分之间相互联系和气血运行的理论。对中医各科，特别是对针灸的临床实践有着重要的指导意义。

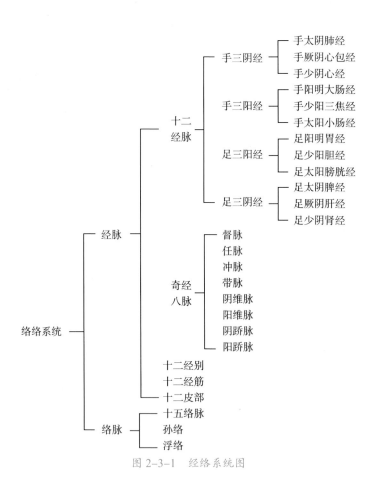

图 2-3-1　经络系统图

经络，是经和络的总称。经，又称经脉，有路径之意。经脉贯通上下，沟通内外，是经络系统中纵行的主干。经脉大多循行于人体的深部，且有一定的循行部位。络，又称络脉，有网络之意。络脉是经脉别出的分支，较经脉细小。络脉纵横交错，网络全身，无处不至。经络相贯，遍布全身，形成一个纵横交错的联络网，通过有规律的循行和复杂的联络交会，组成了经络系统，把人体五脏六腑、肢体官窍及皮肉筋骨等组织紧密地联结成统一的有机整体，从而保证了人体生命活动的正常进行。经络系统是由经脉、络脉及其连属部分构成的。经脉和络脉是它的主体。

《足臂十一脉灸经》是关于经络的最早记载，可能成书于春秋时期。书中记载了十一条经脉的循行情况。《灵枢·经脉》中第一次完整地记载了经脉的循行路线，也是经络学的奠基之作。

经络有别于现代医学的循环系统，是中医学对人体生理功能的一种认识，经络的生理功能是沟通脏腑和体表的联系，同时在经脉中运行的气血也与每天的时间相对应，使人体成为一个生理上互相关联、病理上互相影响，并且与自然界相对应的整体。气血在十二经络系统中循环流动，营养周身，也与时间相对应，每个时辰气血流注的经脉也有规律。同时经络可以反映身体病变的情况，经络如果不通，则会出现疼痛点，就要借助针灸工具来疏通经络，通则不痛。

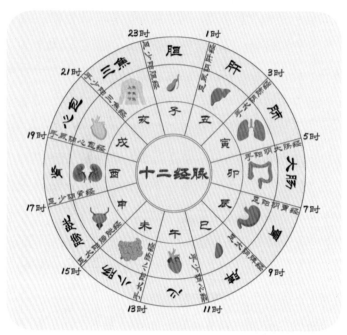

图 2-3-2　子午流注图

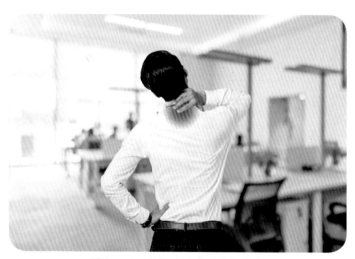

图 2-3-3　经络不通出现局部疼痛

　　现代研究也显示了人体的超微弱发光的集中点与传统的经络线相类似，这也从一个侧面说明经络是人体客观存在的生命现象。

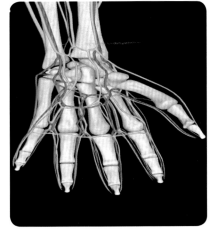

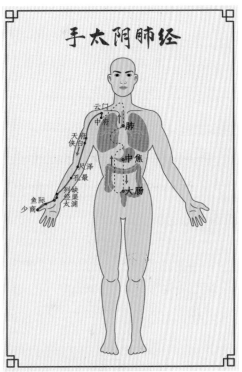

图 2-3-4　手部血管分布图

手太阴肺经

图 2-3-5　手太阴肺经分布

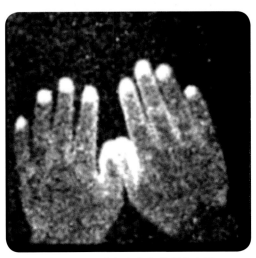

图 2-3-6　手部生物超微弱发光图

五脏六腑藏精气

脏象学说是中医学的基础理论之一，是以五脏为中心，六腑、七窍与其相对应的系统，也是人体功能的单位，这与西医学的器官还有着本质的区别。

中医的脏象概念，不是单纯的解剖学概念，而是一种功能系统的概念。如中医所说的"心"，它不仅包括了解剖学的心脏，还包括了血液系统、循环系统、部分神经系统的功能；中医学的"脾"，不仅指解剖学的脾脏，还涉及消化、运动、造血、内分泌、精神意识等多系统的功能。

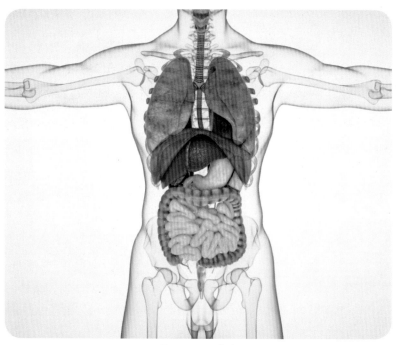

图 2-4-1　脏腑

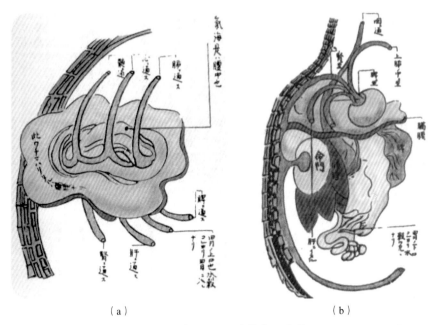

（a）　　　　　　　　　（b）

图 2-4-2　欧希范五脏图

中医学将人体脏腑系统分为五脏、六腑和奇恒之腑三类。脏和腑互为表里，肺与大肠、心与小肠、肝与胆、脾与胃、肾与膀胱互为表里，组成五个系统。每个系统的脏和腑相互配合、相互协调。

五脏之间有生克制化关系，因而五个系统之间在功能上得以相互配合，相互制约，维持人体的阴阳平衡。由于脏腑的协调运动，人体的气血津液呈现着不断消耗又不断得到补充的状态。如津液，来自水谷精微的不断补充，同时又在营养滋润组织器官中被消耗。

六淫七情看病因

病因指产生疾病的原因，中医的病因从大的方面，主要包括外因、内因和不内外因三个方面，正确地分析病因是诊断与治疗的前提。

疾病是人体在一定条件下，由致病因素所引起的有一定表现形式的病理，包括发病形式、病机、发展规律和转归的一种完整的过程。疾病病因作用于人体之后，导致机体的生理状态被破坏，产生了形态、功能、代谢的某些失调、障碍或损害。换言之，病因是指能破坏人体生理动态平衡而引起疾病的特定因素。病因包括六淫、疫疠、七情、饮食、劳倦、外伤，以及痰饮、瘀血、结石等。

中医学将自然界中能够引起疾病的原因称为"六淫"，具体指风、寒、暑、湿、燥、火六种邪气，与季节变化不相符合，气候反常，暴寒暴暖，寒暖失常，都容易使人生病。六淫有其各自的性质和致病特点。例如，春天是多风的季节，阳气初生，人体毛孔打开，风邪自人皮毛腠理而入，从而易产生外感病，因此风为"百病之长"。火热旺于夏季，火性炎上，火邪致病多发生于身体的上部，例如发热，口舌生疮，目赤肿痛等。

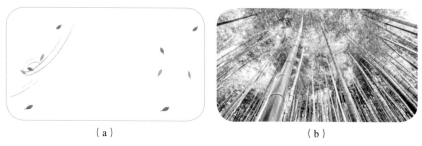

（a） （b）

图 2-5-1　自然界的景象

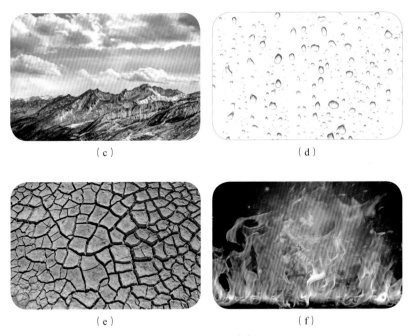

（c）　　　　　　　　　　（d）

（e）　　　　　　　　　　（f）

图 2-5-1　自然界的景象（续）

七情内伤指人体七种正常情志遭受强烈持久的外界刺激后，损伤脏腑精气，而导致了疾病的发生。七情是指喜、怒、忧、思、悲、恐、惊七种情志变化。中医常讲"喜伤心""怒伤肝""思伤脾""忧伤肺""恐伤肾"，就是人体情志在遭受巨大刺激后，伤及五脏，打破人体的阴阳平衡而生病。

在古代有许多由于情绪致病的人物，如《红楼梦》中的林黛玉，生来体质弱，由于父母双亡而寄人篱下，时常嗟叹自己命运不好，忧思自己和宝玉的婚事无人做主，最终身患肺痨，吐血而死。

王熙凤在贾家主事，但是过度贪婪，喜好耍弄权术，用心太过，喜怒无节，损伤肝脾，身患下血淋漓之症，的确是"机关算尽太聪明，反误了卿卿性命"。

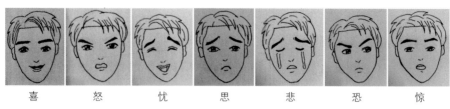

喜　　怒　　忧　　思　　悲　　恐　　惊

图 2-5-2　七情图

除此之外，还有饮食、虫兽咬伤、刀刃所伤、房劳等，都是致病的因素。

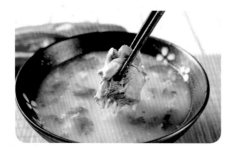

图 2-5-3　饮食

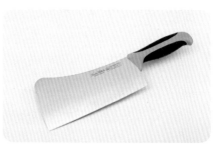

图 2-5-4　刀刃

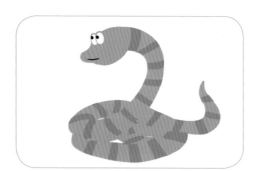

图 2-5-5　蛇

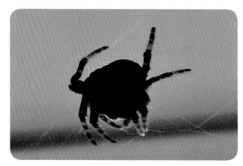

图 2-5-6　虫

四诊合参辨病机

中医的"四诊法"，是中医诊断疾病的基本方法，包括望、闻、问、切四种方法，可以不借助仪器设备对疾病进行诊断，至今依然普遍应用在中医的临床实践中。

所谓"望诊"，就是通过观察病人的神态、面色、身体形态等的变化，来判断人体的疾病状态，古代医家很重视望诊，将它列为四诊之首。"神"是精神、神气状态，"色"是五脏气血的外在荣枯色泽表现，"形"是形体丰实虚弱的征象，"态"是动态的灵活呆滞的表现。医生通过对病人外在表现的整体观察，帮助诊断疾病。

望诊的主要部位包括面部、眼部、舌头、耳部、手部、足部等，中医认为人体内部的病理变化会体现在体表的特殊部位，出现特征性的变化，这是诊断疾病重要的依据之一。

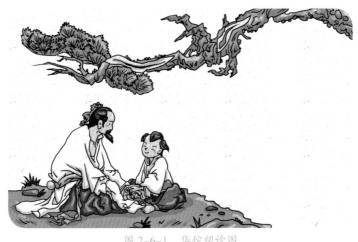

图 2-6-1　华佗望诊图

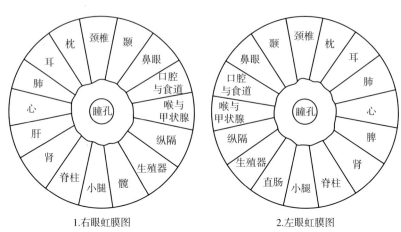

1.右眼虹膜图   2.左眼虹膜图

图 2-6-2 眼部诊断分区

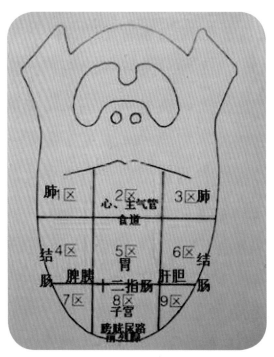

图 2-6-3 舌部诊断分区

　　闻诊主要是闻气味和听声音，某些特殊疾病发病时身体会产生特殊的气味和声音，不仅听病人说话、呼吸、咳嗽等声音，还要以鼻闻身体、痰涕、大小便等的气味，这都是闻诊所要采集的病理信息。

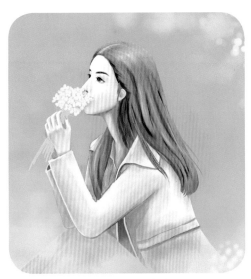

图 2-6-4　闻气味

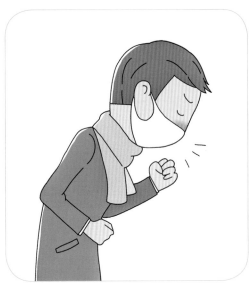

图 2-6-5　咳嗽

所谓"问诊"，就是详细询问病人疾病和转变的情形、病人的体质、生活习惯等所有可能与疾病发生和治疗有关的信息。

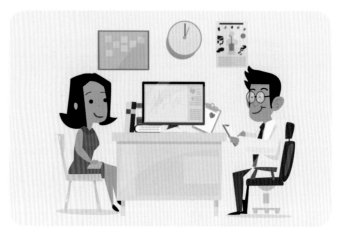

图 2-6-6　问诊

切诊，就是脉诊和触诊。通过切诊，体察脉象变化，触按体表病变部位，辨别脏腑功能盛衰，以助诊断。脉诊，一般是医生的食、中、无名指，置于患者的桡动脉搏动处，用指腹感受患者脉搏的跳动情况，以判断病情的方法。脉诊不仅是中医独有的诊断方法，随着中医不断地发展，也成了中医的文化符号。

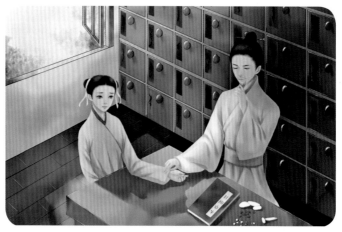

图 2-6-7　脉诊图

中国古代医术高超的医生，可以"悬丝诊脉"，即用三根丝线放于患者脉搏处，医生在丝线的远端，也能诊脉，其技术令人叹为观止，但是在临床还是要注意四诊合参。

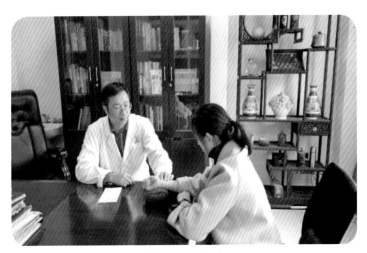

图 2-6-8　诊脉

三、治疗方法

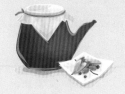

四气五味知药性

　　每种中药都具有特定的"性"和"味"。性与味是药物性能的重要体现。自古以来，中药典籍每在论述一药时首先标明其性味，这对于认识各种药物的共性和个性，以及临床用药都有实际意义。

　　四气五味理论最早载于《神农本草经》："药有酸咸甘苦辛五味，又有寒热温凉四气。"书中以四气配合五味，共同标明每味药的药性特征，开创了先标明药性、后论述药物功效及主治病症的本草编写体例，奠定了以四气五味理论为指导的中医临床用药基础。

　　所谓四气，就是寒热温凉四种不同的药性，也称为四性。四气是由药物作用于人体所产生的不同反应和所获得的不同疗效而总结出来的，是与疾病的性质相对而言的。治则方面，《神农本草经》云："疗寒以热药，疗热以寒药。"《素问·至真要大论》云："寒者热之，热者寒之。"这是基本的用药规律。最早对药味进行归纳的是《黄帝内经》。《素问·脏气法时论》记载："辛散""酸收""甘缓""苦坚""咸软"等。所谓五味，是指药物酸、苦、甘、辛、咸五种不同的味道。虽源于口尝，但不仅是药物味道的反映，更是对药物作用的概括。

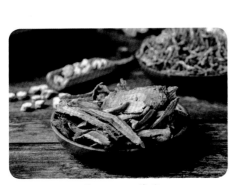

图 3-1-1　草药

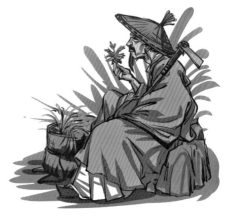

图 3-1-2　悟药

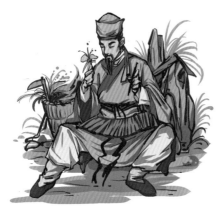

图 3-1-3　采药

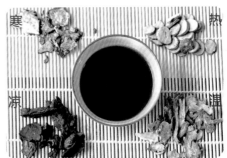

图 3-1-4　四种药性

　　药物之所以能针对病情发挥扶正祛邪、消除病因、恢复脏腑的正常生理功能的作用，是由各种药物本身具有的药性所决定的。药性指导中药的组方配伍，只有运用好药性，才能达到事半功倍的效果。

君臣佐使组良方

君臣佐使是《黄帝内经》提出的中医药处方原则，是对处方用药规律的高度概括，是从众多方剂的用药方法、主次配伍关系等因素中总结出来的带有普遍意义的处方指南。《素问·至真要大论》："主病之谓君，佐君之谓臣，应臣之谓使。"

古代君臣之间有着严格的等级制度。古代医药家将它引入药物配伍组方中，成为方剂组成的基本原则。配伍不仅是将两种以上的药物配合使用，而且把药物按君臣佐使的法度加以组合并确定一定的比例。

《神农本草经》："上药一百二十种为君，主养命；中药一百二十种为臣，主养性；下药一百二十种为佐使，主治病；用药须合君臣佐使。"

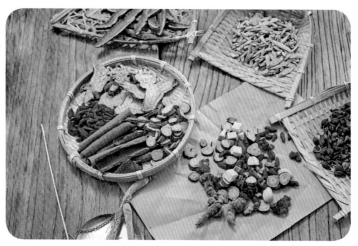

图 3-2-1　中药配伍

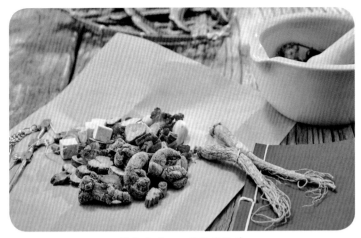

图 3-2-2 四君子汤饮片

　　用药如用兵，君臣佐使搭配。以四君子汤为例：人参，大补元气，健脾养胃，为君；白术，健脾燥湿，以助运化，可增强人参的益气健脾之功，为臣；佐以茯苓渗湿健脾，苓术合用，促进健脾除湿和运化之力的增强；使以甘草，甘温，能调诸药，让它们共同发挥补气健脾的效果。

　　方剂中的药物正是通过"君、臣、佐、使"这一组织结构，使方剂保持了有序性、整体性、药物间的相互联系性、方剂相应的动态性及辨证论治的灵活性。正是因为如此，中医疗法的奇妙、伟大之处发挥得淋漓尽致。

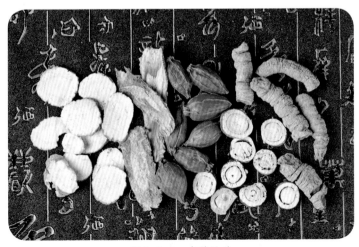

图 3-2-3 中药饮片

丸散膏丹各千秋

中药剂型是根据中医理论，按君、臣、佐、使的原则配伍，按照服用和治疗目的而制成的不同形式的药剂，包括汤剂、丸剂、散剂、膏剂等，具有药物多效性，有利于发挥药物的药效，提高治疗的效果。

中药传统剂型是中医临床治疗用药的基本形式，也是中医辨证论治、理法方药等理论的具体体现。其主要的剂型包括煎剂、浸剂、丸剂、散剂、酒剂、浸膏剂、糖浆剂、洗剂、软膏剂、栓剂等。

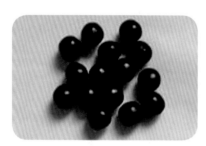

图 3-3-1　丸剂

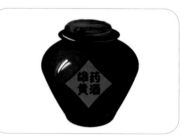

图 3-3-2　酒剂

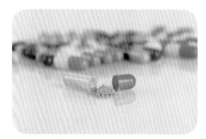

图 3-3-3　散剂

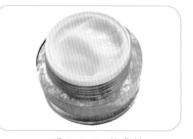

图 3-3-4　软膏剂

我国第一部药学专著《神农本草经》记载：药性有宜丸者，宜散者，宜水煎者，宜酒渍者，宜膏煎者。不同剂型丰富和发展了药剂学。我国传统药物作为剂型应用是从商代伊尹首创汤剂开始的。《黄帝内经》是我国最早的系统性医学典籍，其中记载了除药酒以外的汤（饮）、丸、散、丹、涂剂等剂型。书中还专列出《汤液醪醴论》篇，论述了汤液醪醴的制法和用途。该书作为中国现存最早的一部中医学典籍，较全面地总结了前人医药学经验，不仅奠定了中医药理论体系的基础，还开创了中药药剂学的先河。

秦汉时代（公元前 221 年至 220 年）中国药物制剂的知识和理论有了显著的发展。医药学家张仲景（约 150 ～ 154—约 215 ～ 219）编著《伤寒论》和《金匮要略》，两书共收医方 314 首，其中记载有煎剂、浸剂、丸剂、散剂、酒剂、浸膏剂、糖浆剂、洗剂、软膏剂、栓剂等十余种剂型。

宋代是我国成药发展的鼎盛时期，其设立的惠民药局是我国商业性药房的开端，所编成的《太平惠民和剂局方》收载了 13 种剂型。这是我国中药制剂发展史上的第一座里程碑，其中里面还收录了一些我们比较熟悉的方剂，例如逍遥散，治疗情绪郁怒不畅。

在明代，李时珍编著的《本草纲目》总结了 16 世纪以前广大医药学家的丰富实践经验，在其所收录的 13000 多首方剂中，就有 30 多种剂型。

《中华人民共和国药典》从 1963 年版开始收载中药制剂，到 1995 年版共收载中药制剂 1473 种（次）。卫生部（今国家卫生健康委员会）在各省、自治区、直辖市批准的中成药基础上，经过审定编订出《药品标准·中药成方制剂》1 ～ 9 册，共收入 1800 种。1989 年出版的《全国中成药产品集》收集 598 家药厂生产的中成药 5223 种，包括 43 种剂型。

经过几千年的实践和不断发展，中药剂型已经形成一套完整的理论，相信随着科学技术的不断发展，中药剂型也将与时俱进，取得更大的发展。

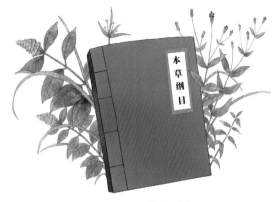

图 3-3-5　本草纲目

金针祛疾巧施术

针刺疗法是指在中医理论的指导下把针具（通常指毫针）按照一定的角度刺入患者体内，并施以针刺手法来对人体特定部位进行刺激以治疗疾病的方法。

针刺疗法起源于石器时代，由于人类居住在山洞，地处阴暗潮湿，加上与野兽搏斗，故多发生风湿和创伤痛，当身体某处有了痛楚时，很自然地会用物去揉按、捶击以减轻痛苦，或用一种楔状石块叩击身体某部，或放出一些血液使疗效更为显著，因而创立了以砭石为工具的医疗方法，这就是针刺的萌芽。

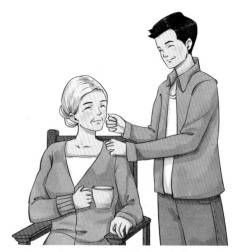

图 3-4-1　锤击减轻疼痛

春秋战国、秦、汉时期，我国由奴隶社会迈入封建社会。随着生产力的发展，针刺工具由砭石、骨针发展到金属针具，金属针具的出现也扩大了针灸的临床应用范围，针刺理论得到不断升华，促进了针灸学术的快速发展。

战国时代开始逐渐成书的《黄帝内经》，包括《灵枢》和《素问》两部分，特别是《灵枢》又称《针经》，较为完整地论述了经络腧穴理论、刺灸方法和临床治疗等，对针灸医学做了比较系统的总结，为后世针灸学术的发展奠定了基础。

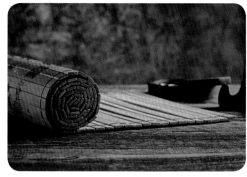

图 3-4-2　黄帝内经

针灸理论在继续发展。晋朝时皇甫谧类集黄帝三经——《灵枢》《素问》《黄帝明堂经》而编成《针灸甲乙经》，成为最早的针灸学专著，也成为黄帝针派之正脉。

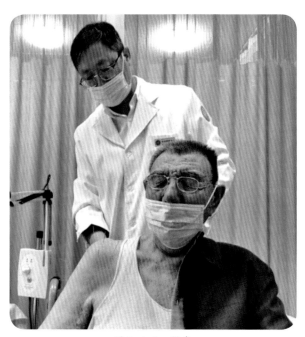

图 3-4-3　针灸

唐代是国家针灸教育体系形成的开端，唐太医署负责医学教育，内设针灸专业，有"针博士一人，针助教一人，针师十人，针工二十人，针生二十人"，为针灸学的规范教育奠定了基础。

天圣年间，王惟一又奉敕编成《铜人腧穴针灸图经》三卷，铸成针灸铜人模型两具，宋代的针灸学朝着规范化的方向发展，出现了中国历史上第一部针灸腧穴的国家标准，统一了腧穴归经、定位，规范了腧穴主治病症，成为当时针灸教育和临床的依据；绘制了最典型、最完整的经络图——《存真环中图》。

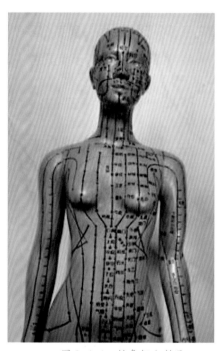

图 3-4-4　针灸铜人教具

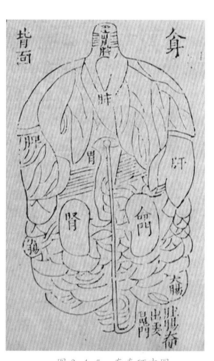

图 3-4-5　存真环中图

《子午流注针经》作者为金代何若愚，这是一部关于子午流注学说的专书。它论述了一种以时间为主要条件，独特针刺取穴的治疗方法，是我国古代时间医学的重要组成部分。后世出现的飞腾八法和灵龟八法均出于此。

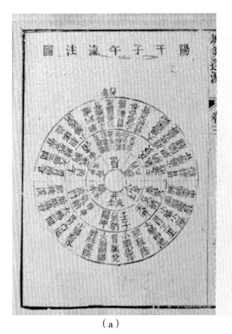 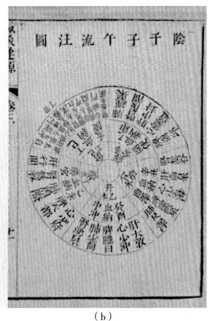

（a） （b）

图 3-4-6　子午流注针经

明代的针灸学发展主流表现在对于前代或前人针灸文献的汇编整理，出现了四部集成性的针灸全书——《针灸大全》《针灸节要聚英》《针灸大成》《类经图翼》。

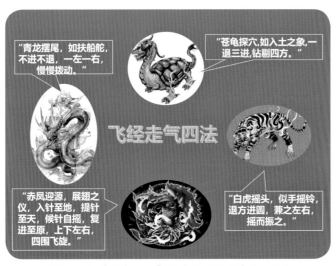

图 3-4-7　《针灸大全》记载的"飞经走气四法"

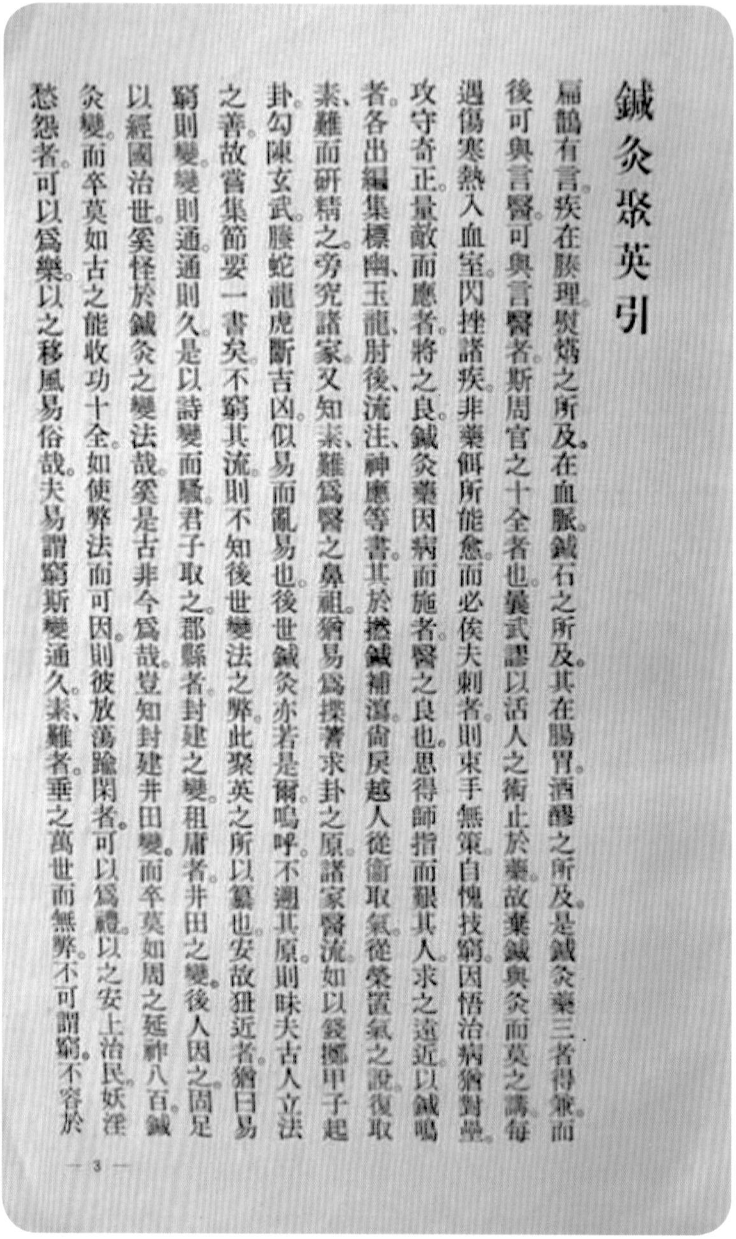

鍼灸聚英引

扁鵲有言疾在腠理熨焫之所及在血脈鍼石之所及其在腸胃酒醴之所及是鍼灸藥三者得兼而

後可與言醫可與言醫者斯周官之十全者也曩武墨以活人之術止於藥故棄鍼與灸而莫之講每

遇傷寒熱入血室閃挫諸疾非藥餌所能愈而必俟夫刺者則束手無策自愧技窮因悟治病猶對壘

攻守正量敵而應者將之良鍼灸藥因病而施者醫之良也思得師指而艱其人求之遠近以鍼鳴

者各出編集標幽玉龍肘後流注神應等書其於撚鍼補瀉尚戾越人從衛取氣從榮置氣之說復取

素難而研精之勞究諸家又知素難寫醫之鼻祖猶易為撰著求卦之原諸家醫流如以簽撼甲子起

卦勾陳玄武螣蛇龍虎斷吉凶似易而亂易也後世鍼灸亦若是爾嗚呼不遡其原則昧夫古人立法

之善故嘗集簡要一書灸不窮其流則不知後世變法之弊此聚英之所以纂也安故狃近者猶曰易

窮則變變則通通久是以詩變而騷君子取之郡縣者封建之變租庸者井田之變後人因之固足

以經國治世奚怪於鍼灸之變法哉奚是古非今爲愚哉豈知封建井田變而卒莫如周之延祚八百鍼

灸變而卒莫如古之能收功十全如使弊法而可因則彼放蕩踰閑者可以爲禮以之安上治民妖淫

慈怨者可以爲樂以之移風易俗哉夫易謂窮斯變通久素難者垂之萬世而無弊不可謂窮不容於

— 3 —

图3-4-8　针灸聚英

手陽明之脈。起於大指次指之端。循指上廉。出合谷兩骨之間。上入兩筋之中。

大指之次指謂食指也。手陽明大腸經也。凡經脈之道。陰脈行手足之裏。陽脈行手足之表。此經起

於大指次指之端商陽穴受手太陰之交。行於陽之分也。由是循指之上廉歷二間、三間以出合谷

兩骨之間。復上入陽谿兩筋之中。

循臂上廉入肘外廉上循臑外前廉上肩。

自陽谿而上循臂上廉之偏歷、溫溜下廉、上廉、三里入肘外廉之曲池。循臑外前廉歷肘髎、五里臂

臑絡臑會上肩至肩髃穴也。

出髃骨之前廉上出柱骨之會上。

肩端兩骨間爲髃骨肩胛上際會處爲天柱骨出髃骨前廉循巨骨穴上出柱骨之會上會於大椎。

下入缺盆絡肺下膈屬大腸。

自大椎而下入缺盆循足陽明經脈外絡繞肺藏復下膈當天樞之分會屬於大腸也。

其支別者從缺盆上頸貫頰入下齒縫中。

頭莖爲頸耳以下曲處爲頰口前小者爲齒其支別者自缺盆上行於頸循天鼎、扶突。上貫於頰入

下齒縫中。

— 17 —

图 3-4-9 针灸大成

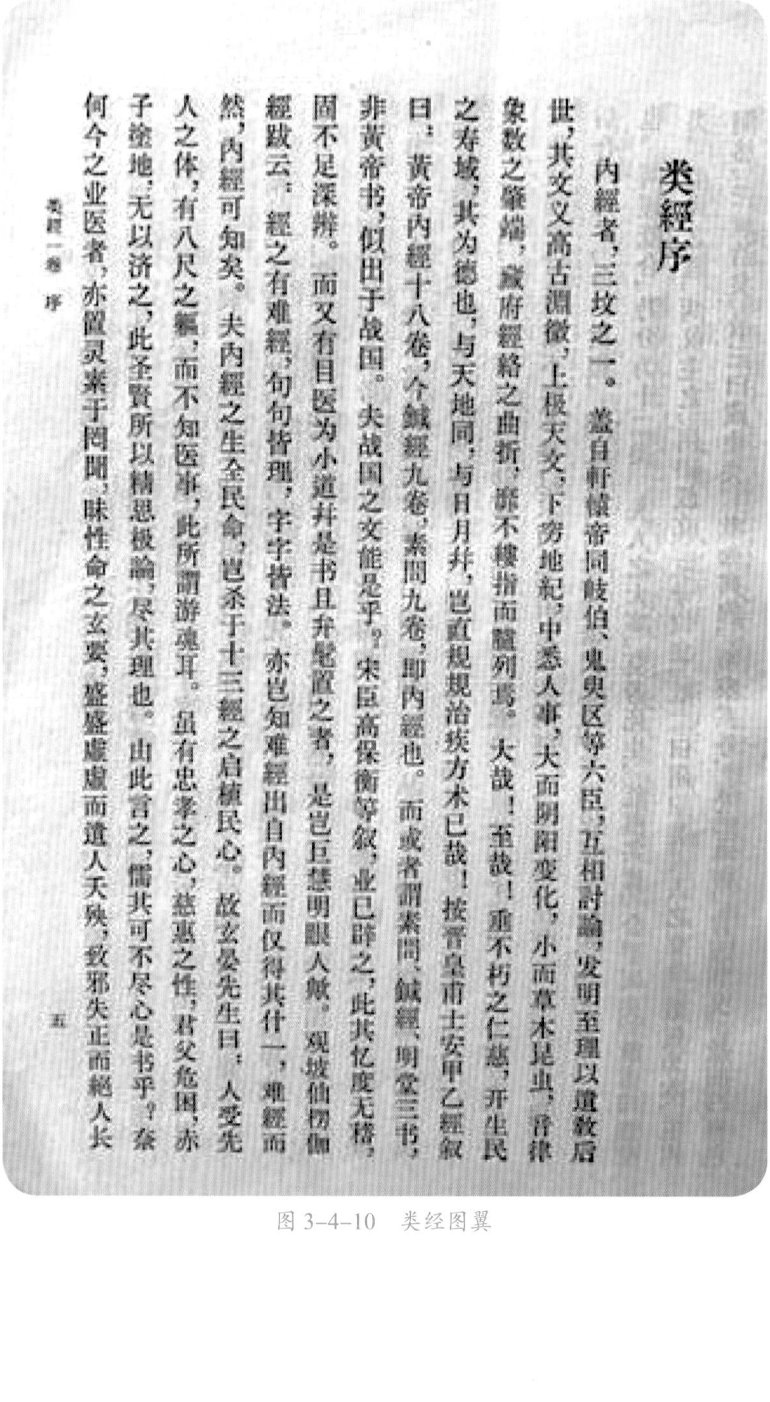

类經序

内經者，三坟之一。蓋自軒懷帝同岐伯、鬼臾区等六臣，互相討論，發明至理以遺敎后世，其文又高古淵微，上极天文，下窮地紀，中悉人事，大而陰陽变化，小而草木昆虫，音律象數之肇端，藏府經絡之曲折，靡不樓指而臚列焉。大哉！至哉！垂不朽之仁慈，开生民之寿城，其为德也，与天地间，与日月并，岂直規規治疾方术已哉！按晉皇甫士安甲乙經叙曰：黃帝内經十八卷，今鍼經九卷，素問九卷，即内經也。而或者謂素問、鍼經、明堂三书，非黃帝书，似出于战国。夫战国之文能是乎？宋臣高保衡等叙，业已辟之，此其忆度无稽，固不足深辨。而又有目医为小道并是书且弁髦置之者，是岂慧明眼人哉。观坡仙柳伽經跋云：經之有難經，句句皆理，字字皆法。亦岂知難經出自内經而仅得其什一，難經而然，内經可知矣。夫内經之生全民命，岂杀于十三經之启植民心。故玄晏先生曰：人受先人之体，有八尺之軀，而不知医事，此所謂游魂耳。虽有忠孝之心，慈惠之性，君父危困，亦无以济之，此圣賢所以精思极論，尽其理也。由此言之，儒其可不尽心是书乎？奈何今之业医者，亦置灵素于罔聞，昧性命之玄要，盈盈虚虚而遺人天殃，致邪失正而絕人长

類經一卷 序

五

图 3-4-10 类经图翼

048

　　20 世纪 50 年代后期到 20 世纪 60 年代，针灸学者深入地研究古代针灸文献，进行针灸临床疗效总结，并开展了实验研究，揭示针灸的基本作用；在针刺镇痛的基础上开展了针刺麻醉的研究与实践。

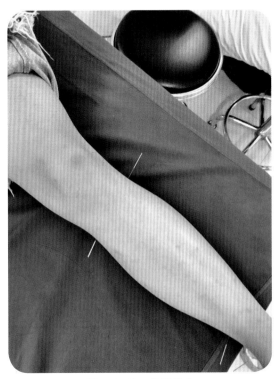

图 3-4-11　针刺镇痛

艾灸飘香祛沉疾

灸法，作为中医学治疗疾病的特色疗法，已经拥有几千年的悠久历史，在中医学中占据着极为重要的地位。

灸法起源于人们对火的发现与使用，在远古时代，距今2万年左右的"山顶洞人"，已经掌握了人工取火的方法，于是人们开始使用火将动物烤熟而食，在烤制食物过程中，有时火星会溅到身体上，溅到身体痛处后就会感觉疼痛明显减轻，于是人们就用火烤痛处的方法来减轻痛苦，经过人们不断地总结和历代医家实践，最后认为"艾"是灸治疼痛很好的原材料，于是便有了今天的艾灸。

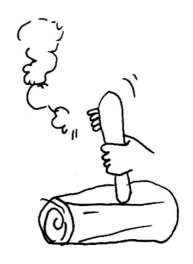

图 3-5-1　原始人取火示意图

"灸"字最早见于1973年长沙市马王堆三号汉墓出土的《五十二病方》

中，但第一部灸疗专著是曹翕所写的《曹氏灸方》，现已失传。

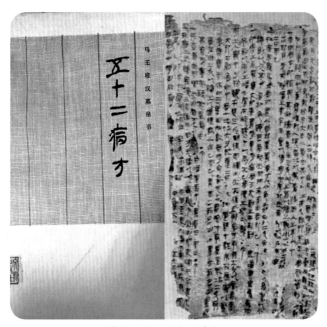

图 3-5-2　五十二病方

艾叶，别名艾蒿，于春夏采摘，阴干或晒干，去绒毛，粉碎贮备。艾含芳香油和挥发油，有理气血、逐寒湿、止血安胎的功效，是最主要的灸治原料。

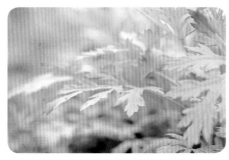

图 3-5-3　艾

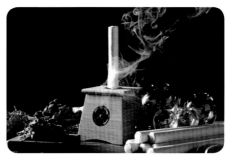

图 3-5-4　灸具

常用的艾灸方法有以下 4 种。温和灸：施灸时将艾条的一端点燃，对准应灸的腧穴部位或患处，距皮肤 1.5 ～ 3cm，进行熏烤。

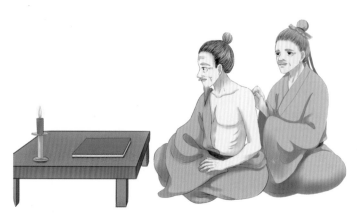

图 3-5-5　温和灸

隔姜灸：生姜纤维纵向切取，切成 0.2 ～ 0.5cm 厚的姜片，大小可据穴区部位所在和选用的艾炷的大小而定，中间用三棱针穿刺数孔。施灸时，将其放在穴区，准备大或中等艾炷放在其上，点燃。待患者有局部灼痛感时，略略提起姜片，或更换艾炷再灸。

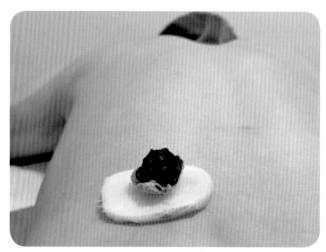

图 3-5-6　隔姜灸

隔盐灸：取纯净干燥之细白盐适量，可炒至温热，纳入脐中，使与脐平，然后上置艾炷施灸，至患者稍感烫热，即更换艾炷。为避免食盐受火爆裂烫伤，可预先在盐上放一薄姜片再施灸。

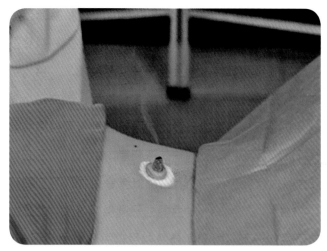

图 3-5-7　隔盐灸

隔蒜灸：取新鲜独头大蒜，切成厚 0.1 ～ 0.3cm 的蒜片，用针在蒜片中间刺数孔。放于穴区，上置艾炷施灸，每灸 3 ～ 4 壮后更换蒜片，继续灸治。

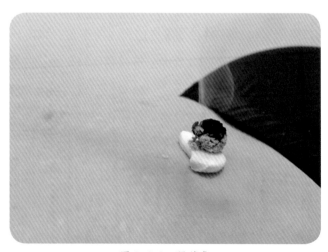

图 3-5-8　隔蒜灸

艾灸有着良好的养生保健作用。《扁鹊心书》云："人于无病时常灸，虽未得长生，亦可保百余年寿矣。"无病施灸，可以激发身体正气，增加人体抗病能力，以抵御病邪的侵袭。

拔罐角法显效验

火罐疗法是中国古老的治疗疾病的方法之一，它属于中医外治法范畴，是广大劳动人民长期同疾病做斗争积累起来的宝贵经验。

最早记载拔火罐治疗疾病的书籍是晋代葛洪的《肘后备急方》。书中提到用角法治疗脱肿，所用的角为牛角。故称"角法"。《素问·皮部论》说："凡十二经脉者，皮之部也。是故百病之始生也，必先于皮毛。"十二皮部与经络、脏腑联系密切，拔罐法就是运用罐具吸拔刺激皮部，激发调节脏腑经络功能，以疏通经络，调和气血，促使机体恢复正常，从而达到防治疾病的目的。

唐代王焘著的《外台秘要》中有以竹筒治疗疾病的记载："取竹筒合面，纸裹绳缠，以熔脂注满，停冷即成口脂，模法取干竹径头一寸半，一尺二寸锯截下两头，并不得节坚头，三分破之，去中，分前两相着合令蜜，先以冷甲煎涂模中合之，以四重纸裹筒底，又以纸裹筒，令缝上不得漏，以绳子牢缠，消口脂泻中令满，停冷解开，就模出四分，以竹刀子约筒截割令齐整，所以约筒者，筒口齐故也。"

火罐疗法与中医学一起不断有所创新，火罐的质料也相应地得到改进。从原始的兽角开始，发展成竹罐、陶罐、玻

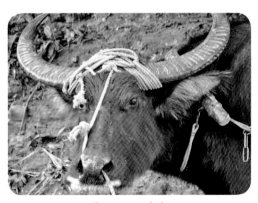

图 3-6-1 牛角

璃罐，以至于煮药罐、药水罐、抽气罐等。

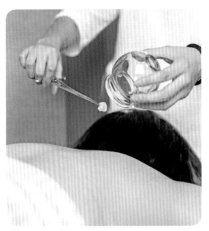

图 3-6-2 拔罐法

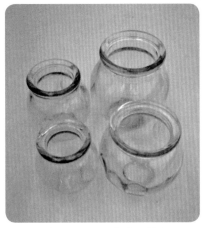

图 3-6-3 现代常用罐具

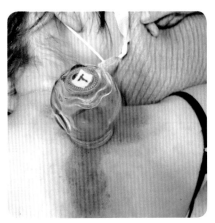

图 3-6-4 走罐

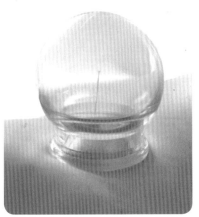

图 3-6-5 留针拔罐

　　火罐的操作方法也呈现多样化，如坐罐、走罐、闪罐、刺络火罐、针罐等。火罐的治病范围十分广泛，内、外、妇、儿、五官、皮肤等科均有较多适应证。而且实践证明，它不仅有治疗作用，更可贵的是还有预防作用。拔罐法的优点是多方面的，治疗广泛、疗效迅速、方法简便、安全经济，因此在医学领域和居家保健中都值得推广和应用。

刮痧解肌祛火毒

刮痧疗法历史悠久，源远流长。刮痧是砭石疗法或刺络疗法的一种，长期以来流传于民间，薪火相传，日久益彰。

相传在远古时期，人类在用火取暖时发现火烤到身体的某些部位时，会很舒服。后来人类又发现当石头被烘烤热了刺激身体时，可以治疗风湿、肿毒（以前的人类都居住在原始的山洞中，很容易患风湿、肿毒）。再后来人类又发现用砭石烤热后来刺破脓肿。渐渐地，当时的人类就觉得用热的石头可以治愈一些疾病。这就是"刮痧"治病的雏形。

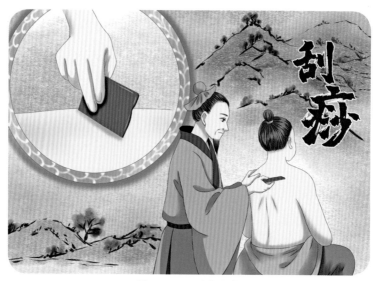

图 3-7-1　刮痧治病

较早有文字记载刮痧的，是元代医家危亦林在 1337 年撰成的《世医得效方》。"痧"字从"沙"衍变而来。最早"沙"是指一种病症。刮痧使体内的痧毒，即体内的病理产物得以外排，从而达到治愈痧证的目的。因很多刮拭过的皮肤表面会出现红色、紫红色或暗青色的类似“沙”样的斑点，人们逐渐将这种疗法称为“刮痧疗法”。

宋代王棐《指述方瘴疟论》称之为“桃草子”。《保赤推拿法》记载:“刮者，医指挨皮肤，略加力而下也。”它多用于治疗痧症，即夏季外感中暑或湿热温疟疫毒之疾，皮肤每每出现花红斑点，亦称“夏法”。

清代，郭志邃撰写了第一部刮痧专著《痧胀玉衡》，从痧的病源、流行、表现、分类、刮痧方法、工具以及综合治疗方法等方面都做了较为详细的论述。

集病說

傳曰。名不正則言不順。病之名狀。其類至多。原其所由。似是而非者尤多。若體認之明辨其所因之的。則何患其多也。夫傷寒六經之病。足太陽膀胱經。頭項强、腰脊痛、無汗。足陽明胃經。身熱、目疼、鼻乾。足少陽膽經。胸脇痛、耳聾。足太陰脾經。自利不渴、腹痛。足少陰腎經。口燥舌乾、背惡寒。足厥陰肝經。煩滿寒熱。甚則囊縮。傳變不一。或愈或死。愈者多出旬日之外。死則在六七日之間。獨寒獨熱亦難治。世號爲大病。陽毒之爲病。乃陽氣獨盛。陰氣暴絕。陰毒之爲病。本因腎氣虛寒。或因冷物傷脾胃。內既伏陰。外又感寒所致。陽厥初病。身熱頭痛。至二三日、四五日方發厥。半日却身熱。蓋熱深方能發厥。陰厥初得病。便四肢厥冷。乃陰勝於陽也。厥者陰陽不相順接。厥少熱多者。其病當愈。厥多

五

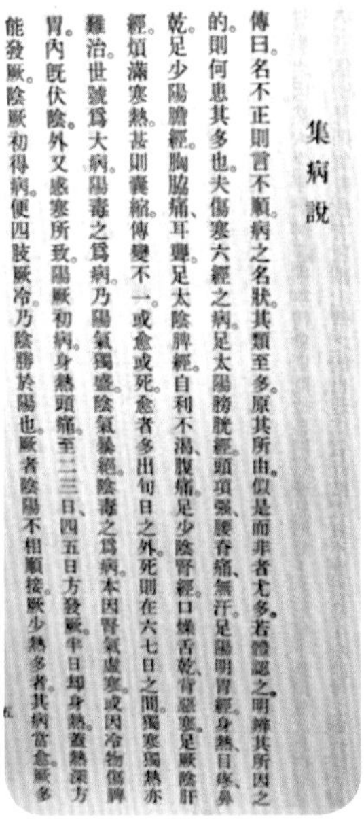

图 3-7-2　世医得效方

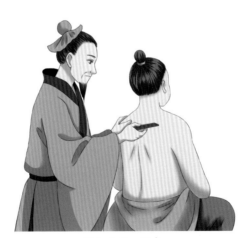

图 3-7-3　刮痧

《痧胀玉衡》将痧病分为遍身肿胀痧、闷痧、落弓痧、噤口痧、角弓痧、扑鹅痧、伤风咳嗽痧、痘前痧胀等 45 种痧病，主要由于气候因素如夏日暑气炎蒸，燥气炽灼，间或淫雨连绵，忽而烈日蒸晒，所酿不正之疠气，流于

天地间，人在气交之中，触其毒者，无论男女老幼皆可能染病。痧病的盛行季节，以夏、秋为最，春次之，冬极少见。

我国传统的刮痧疗法是用边缘光滑的嫩竹板、瓷器片、小汤匙、铜钱等不易损伤皮肤的器具，蘸食用油、酒、清水等，在身体表面刮拭，直到皮肤出现痧点。现代的刮痧器具和介质则是选用特制的水牛角、刮痧板和具有清热解毒、活血止痛作用的工具来进行刮痧的。

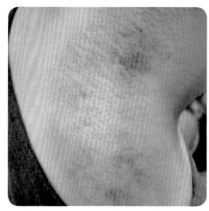

图 3-7-4　刮痧形成的痧痕

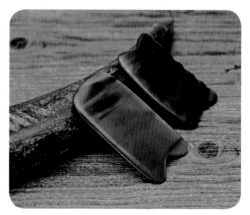

图 3-7-5　刮痧器具

刺络放血除瘀浊

刺血疗法，又称针刺放血疗法，是一种用针具或刀具刺破或划破人体特定的穴位或一定的部位，放出少量血液，以治疗疾病的方法。

刺血疗法的产生可追溯到远古的石器时代：人们在劳动实践中发现，用锐利的石块——砭石在患部砭刺放血，可以治疗某些疾病。最早关于刺血疗法的记载见于《黄帝内经》，如"络刺者，刺小络之血脉也""菀陈而除之者，出恶血也"，并明确提出刺络放血可以治疗头痛、癫狂、热喘、衄血等病症。

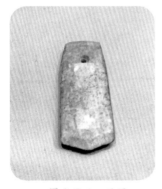 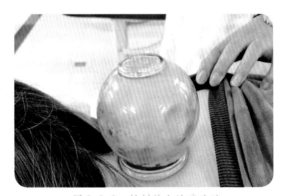

图 3-8-1　砭石　　　　　　　图 3-8-2　针刺放血治疗头眩

唐宋时期，本疗法已成为中医大法之一。《新唐书》记载，唐代御医用头顶放血法，治愈了唐高宗的"头眩不能视症"。宋代已将该法编入针灸歌诀《玉龙赋》。放血疗法不仅是中医学的重要治疗手段之一，而且是少数民族医学的重要组成部分。藏医巨著《四部医典》的问世，使放血疗法的理论进一步完善，蒙医中也有许多通过放血治疗疾病的经验。放血疗法不仅在国内针灸界有一定影响，在国外也备受重视。

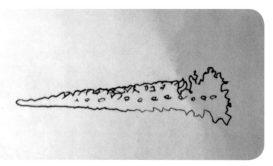

图 3-8-3　骨针

　　现代临床上刺络放血的方法多种多样，具有代表性的刺血方法有点刺法、散刺法、挑刺法、泻血法、丛刺法、顺刺法、逆刺法等。针刺放血疗法不仅对许多常见病、多发病有效，而且对某些疑难病症有奇效。

　　刺血拔罐疗法系点刺出血加拔罐的一种治疗方法，刺络罐疗能有效地祛瘀行血，通经活络，临床常用于治疗各种疼痛。本疗法具有操作简便、疗效确实、适应证广、见效快速等优点，所以历来一直广为应用，并发展至今。

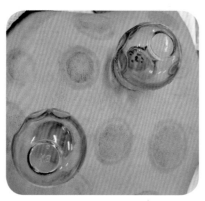

图 3-8-4　刺血拔罐疗法

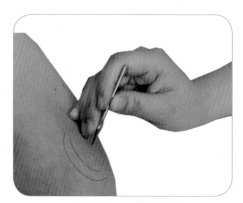

图 3-8-5　散刺针法

穴位敷贴疗陈伤

穴位敷贴疗法来源于原始社会的生活实践，在使用植物的叶、茎、根等涂敷治疗外伤的过程中被逐渐发现。最早的文字记载见于《五十二病方》"蚖……以薊印其中颠"，即用芥子泥敷贴百会穴，治疗毒蛇咬伤。

东汉时期的医圣张仲景在《伤寒杂病论》中记述了烙、熨、外敷、药浴等多种外治之法，而且列举的各种敷贴方，有证有方，方法齐备，如治劳损的五养膏、玉泉膏，至今仍有效地指导临床实践。

晋唐时期，穴位敷贴疗法已广泛应用于临床。晋代葛洪《肘后备急方》收录了大量外用膏药，同时注明了具体制用方法。

清代的吴师机集外治疗法之大成撰著《理瀹骈文》，全书载外敷方药近两百首，涉及内、外、妇、儿、皮肤、五官等病证几十种，提出了"以膏统治百病"的思想，并对穴位敷贴等外治疗法用于整体调养和内病外治的作用机理、制方遣药等相关问题做了较为详细的论述。

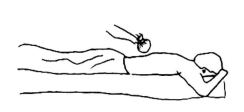

图 3-9-1　药熨疗法

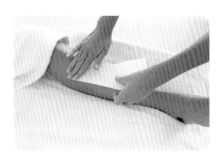

图 3-9-2　外用膏药

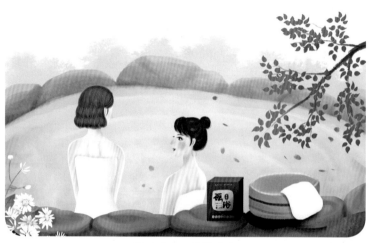

图 3-9-3　药浴疗法

穴位敷贴疗法不但在国内影响广泛，在国外也逐渐兴起，如日本大正株式会社研制的中药贴膏深受人们的欢迎，如温经活血止痛的辣椒膏等。

近年来，随着中国973计划成果的应用，出现了"长效针灸"的穴位敷贴新理论，针对失眠、痛经等疾病的穴位敷贴新产品也陆续出现，每年的"三伏"时期，"三伏贴"格外盛行，深受广大患者的喜爱和欢迎。

导引气功练身心

导引气功是我国古代医疗体育和养生方法的结合，是我国最早的一种医疗保健体操。

导引和气功，实为同义，为起源于上古的一种养生术，指通过呼吸俯仰和肢体屈伸运动，以行气活血、除病强身的养生治疗方法。该法起源于原始社会末期，那时环境恶劣，百病丛生，为了消除疾病，有人发明了舞蹈，据说可以"利关节"，对疾病起到"舞以导之"的作用。这些舞蹈动作，就是导引术的雏形。

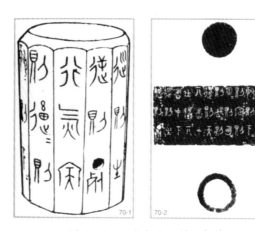

图 3-10-1　行气玉佩铭及拓片

战国时期，著名思想家庄子，将导引概括为养气和养形的结合。《庄子·刻意》记载："吹呼吸，吐故纳新，熊经鸟伸，为寿而已矣。此呺引之士，养形之人，彭祖寿考者之所好也。"通过姿势、呼吸、意念相结合，以达到保健康复的目的。

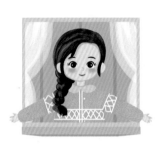

图 3-10-2　呼吸吐纳

　　1973 年长沙马王堆汉墓出土的帛画《导引图》，绘有四十四个演练导引动作的人物图像，图中人物多着庶民衣冠，男女老少均有，表明导引术在汉初已普及于社会。

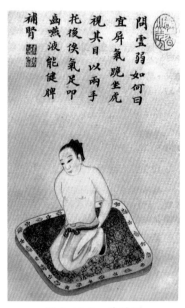

问灵弱如何日
宜屏气跪坐虎
视其目以两手
托後侯气足叩
齿嚥波能健脾

補腎

图 3-10-3　导引图

　　三国时期著名医家华佗，将导引术归纳总结、延伸，从而创造出最负盛名的"五禽戏"，即虎戏、鹿戏、熊戏、猿戏、鸟戏。五禽戏是结合中医脏腑、经络、气血理论编成的一套具有民族特色的养生类功法，具有良好的强身健体作用，长期以来深受历代养生家的欢迎。

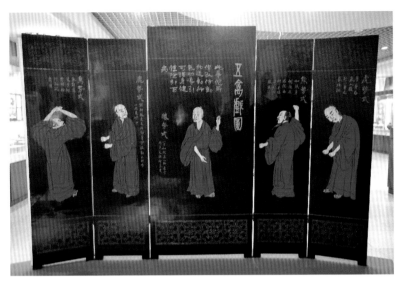

图 3-10-4　五禽戏

葛洪《抱朴子·杂应》篇记录过"龙导""虎引""熊经""龟咽""燕飞""蛇屈""鸟伸""虎踞""兔惊"九种导引术势名称，但未记录具体做法。

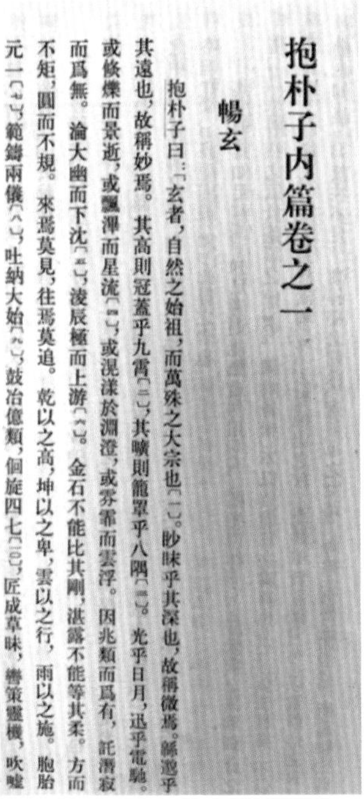

抱朴子内篇卷之一

畅玄

抱朴子曰："玄者，自然之始祖，而万殊之大宗也。"眇昧乎其深也，故称微焉；绵邈乎其远也，故称妙焉。其高则冠盖乎九霄，其旷则笼罩乎八隅。光乎日月，迅乎电驰。或倏烁而景逝，或飘溪而星流，或混漾于渊澄，或氛霏而云浮。因兆类而为有，托潜寂而为无。沦大幽而下沈，凌辰极而上游。金石不能比其刚，湛露不能等其柔。方而不矩，圆而不规。来焉莫见，往焉莫追。乾以之高，坤以之卑，云以之行，雨以之施。胞胎元一，范铸两仪，吐纳大始，鼓冶亿类，回旋四七，匠成草昧，辔策灵机，吹嘘

图 3-10-5　抱朴子

　　《调气炼外丹图式》系清朝人绘制的养生练功图谱。全谱共计 3 套 22 式，每一图式皆配有简要的动作要领，图文并茂，是古代保健养生练功方法中不可多得的形象资料。《导引图》是署名为敬慎山房主人编绘的导引图书，刊家称绘于光绪初年。本书为彩绘经折装，有樟木函盒套装，孤本，藏于中国中医科学院图书馆。

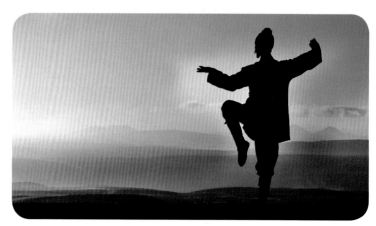

图 3-10-6　练功

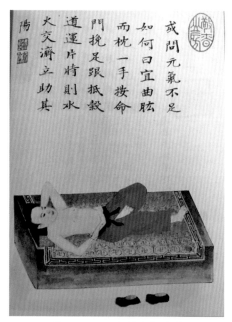

图 3-10-7　清彩绘导引图

气功导引术作为我国传统文化中的重要组成部分，为历代医家所重视。人们只要按照其方法缓缓活动肢体关节，使全身气血调和，经络通畅，就能够达到导引防病保健的目的。

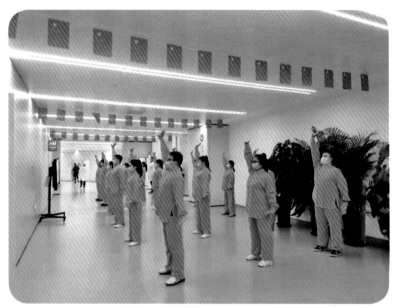

图 3-10-8　现代导引锻炼

按摩推拿舒筋骨

推拿，古称按摩，是中医学宝库中一颗璀璨的明珠。历史悠久，源远流长。

早在新石器时代，生活在黄河流域的祖先就在与野兽的搏斗和劳动中，应用一些祛病的抚摸手法，使推拿这一起源于人类自卫防御的自发医疗行为，逐渐发展成为人类重要的治疗手段。早在殷商甲骨文卜辞中，就有了巫医按摩治病的记录。

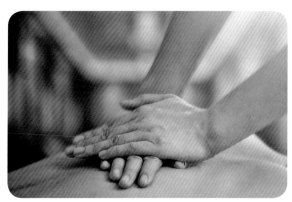

图 3-11-1　按摩

长沙马王堆出土的大批帛书和竹木简上就记载了大量按摩、导引、吐纳等内容，这些出土的医书反映了在春秋战国或者更早时期，按摩疗法就被广泛地应用于临床治疗。

按摩治病最早发源于我国中部地区。据现存最早的医学经典巨著《黄帝内经》记载："中央者其地平以湿，天地所以生万物之众，其民食杂而不劳，故其病多痿厥寒热，其治宜导引按跷，故导引按跷者，亦从中央出也。"这里的"中央"即我国的中部地区，属河南洛阳一带。

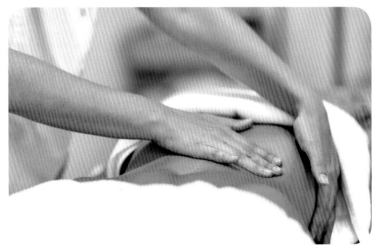

图 3-11-2　推拿疗法

春秋战国时期，众多思想学派涌现，对推拿治疗疾病有所记载。当时，手法按压和揉扶的疗法，称为"按摩"。

隋唐时期，按摩已列入国家医学教育的正式科目。按摩设有专科，有按摩专科医生，按摩博士。《新唐书·百官志》记载："按摩博士一人，按摩师四人，并以九品以下，掌教导引之法以除疾。"也就是说，当时已经把古老的导引之法正式作为教学内容。

宋金时期，推拿运用范围更加广泛。宋代名医庞安时运用腹部按摩手法催产："有民家妇孕将产，七日而子不下，百术无所效……令其家人以汤温其腰腹，自为上下按摩，孕者觉肠胃微痛，呻吟间生一男子。"本病案可属世上首例有记载的产科手法助产的病案。

明清时期中医学已经有了显著的发展，推拿也日趋成熟。主要表现为小儿推拿有突破性进展，正骨推拿、保健推拿已形成了内容丰富的知识体系。当时，编著出版了许多按摩医学书籍，最具代表性的《小儿按摩经》是我国现存最早的小儿推拿书籍。

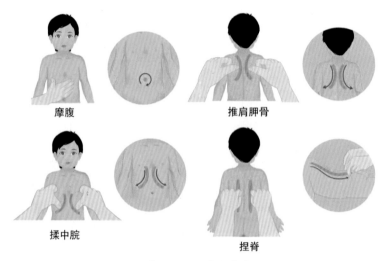

摩腹　　　　　　　　　推肩胛骨

揉中脘　　　　　　　　捏脊

图 3-11-3　小儿推拿

乾隆年间由政府编著的清代医学全书《医宗金鉴·正骨心法要旨》对宋以来的骨伤按摩成就及民间经验进行了系统的总结和整理，把整骨按摩归纳为"摸、接、端、提、按、摩、推、拿"正骨八法。

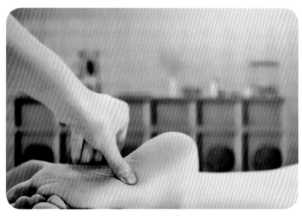

图 3-11-4　按摩手法

中华人民共和国成立以后，在党和国家的中医政策关怀下，推拿又迅速发展起来。1956 年推拿专业正式列入国家教育体系，在上海开设了推拿培训班，成立推拿专科门诊部，建立推拿专科学校，并邀请全国著名推拿专家任教，开始了有计划的正规教育。

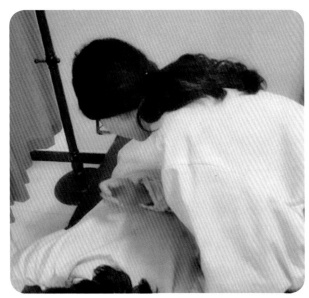

图 3-11-5　现代医学生学习推拿

　　总之，推拿虽是一种古老的医疗方法，但是它具有独特的医疗作用，在与现代医学科学相结合的基础上，一定会为人类健康做出更大的贡献。

四、名医经典

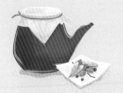

岐黄《内》《难》始奠基

《黄帝内经》原文："黄帝问曰：余闻天为阳，地为阴，日为阳，月为阴，大小月三百六十日成一岁，人亦应之。今三阴三阳，不应阴阳，其故何也？岐伯对曰：阴阳者，数之可十，推之可百，数之可千，推之可万，万之大不可胜数，然其要一也。"古代相传有黄帝令岐伯研究医药而创立经方之说，《黄帝内经》中有不少内容是以黄帝问、岐伯答的形式表述医学见解，因而人们把"岐黄"作为中医学的代名词。

相传黄帝是我国中原各族的祖先，其所处的时代是四五千年以前的新石器时代晚期。黄帝姬姓，生于轩辕之丘，故号轩辕氏，也有说是因为发明了轩冕（轩冕，古代大夫以上官员的车乘和冕服）而得名。岐伯为传说中上古时代的医学家。黄帝有六位掌管医学的大臣，其中第一位就是岐伯。岐伯曾向神农时代的名医僦贷季学习医学。

黄帝统一天下后，问道于岐伯，探讨医学。他们的对话被后世记录下来并整理成册，便成了《黄帝内经》。后世以"岐黄"合称指代《黄帝内经》，由此引申出"岐黄之术""岐黄之道""岐黄之业"以指代中医。《黄

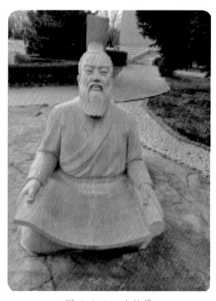

图 4-1-1　岐伯像

帝内经》是我国医学宝库中现存成书最早的一部医学典籍。它的问世，开创了中医学独特的理论体系，为中医学的发展奠定了坚实的基础。

《难经》又称《黄帝八十一难经》，其内容和体例是针对《黄帝内经》的某些问题设难答疑，以对这些问题进行解释和发挥。是中医古典名著之一，它继承了《内经》理论并有所发展。

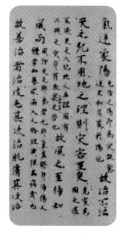 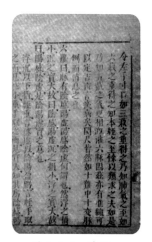

图 4-1-2　黄帝内经　　　　　　　图 4-1-3　难经

《内经》和《难经》虽然没有必然的医学知识传承关系，但两者的成书同为医学知识体系形成的标志，共同为中医理论体系的构建奠定了坚实的基础。

仲景伤寒开宗法

《伤寒杂病论》："上以疗君亲之疾，下以救贫贱之厄，中以保生长全，以养其生。"由此可见仲景作为医学大家的仁心仁德，《伤寒杂病论》是中医辨证论治的开山之作，张仲景也被后人尊称为"医圣"。

张仲景（生于150～154年，卒于215～219年），名机，字仲景，东汉南阳涅阳县（今河南省邓州市穰东镇张寨村）人。东汉末年著名医学家，被后人尊称为医圣。

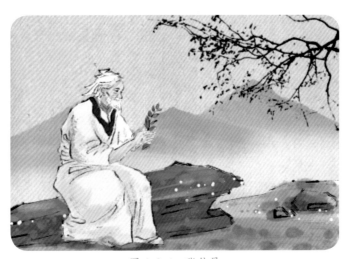

图 4-2-1　张仲景

张仲景是一位有名的医家，他性格沉稳，生活简朴，对医学刻苦钻研。每次给病人看病、开方，都十分精心，深思熟虑。

从前，一些郎中们，只把医术传给自己的子孙，一般都不外传。那时南阳有个名医叫沈槐，已经七十多岁了，还没有子女。他整天惆怅后继无人，饭吃不下，觉睡不着，慢慢地忧虑成病了。当地的郎中们来给沈槐看病，老先生的病谁也看不好。张仲景知道后，就奔沈槐家来。张仲景察看了病情，确诊是忧虑成疾，马上开了一个药方，用五谷杂粮面各一斤，做成丸，外边涂上朱砂，叫病人一顿食用。沈槐知道了，心里不觉好笑！他命家人把那五谷杂粮面做成的药丸挂在屋檐下，逢人就指着这药丸把张仲景奚落一番："看！这是张仲景给我开的药方。我看了几十年病，听都没听说过，嘻嘻！嘻嘻！"他一心只想这件事可笑，忧心多虑的事全抛脑后了，不知不觉地病就好了。这时，张仲景来拜访他，说："恭喜先生的病好了！学生斗胆在鲁班门前耍锛了。"沈槐一听恍然大悟，又佩服，又惭愧。

建安年间，张仲景行医游历各地，目睹了各种疫病流行对百姓造成的严重后果，于是他广泛收集医方，写出了传世巨著《伤寒杂病论》。它确立的辨证论治原则，是中医临床的基本原则，是中医的灵魂所在。在方剂学方面，《伤寒杂病论》也做出了巨大贡献，创造了很多剂型，记载了大量有效的方剂。

张仲景《伤寒杂病论》所确立的六经辨证的治疗原则，受到历代医学家的推崇。这是中国第一部从理论到实践、确立辨证论治法则的医学专著，是中国医学史上影响巨大的著作之一，是后学者研习中医必备的经典著作，广泛受到医学生和临床大夫的重视。

《伤寒杂病论》奠定了张仲景在中医史上的重要地位，并且随着时间的推移，这部专著的科学价值越来越显露出来，成为后世从医者人人必读的重要医籍。

皇甫针灸甲乙经

古人曾赞云："考晋时著书之富，无若皇甫谧者。"皇甫谧著成的《针灸甲乙经》是继《黄帝内经》之后，对针灸学的第二次大的总结，具有极高的学术价值。

皇甫谧（215—282），幼名静，字士安，自号玄晏先生。安定郡朝那县（今甘肃省灵台县）人，后徙居新安（今河南省新安县）。三国至西晋时期学者、医学家、史学家，东汉名将皇甫嵩曾孙。在医学史和文学史上都负有盛名。在针灸学史上，有很高的学术地位，并被誉为"针灸鼻祖"。

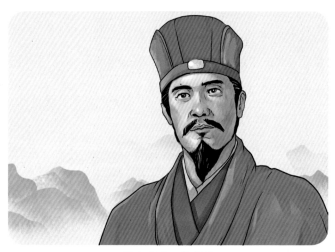

图 4-3-1 皇甫谧

皇甫谧小时候，过继给叔父。叔父、叔母，尤其是叔母，很疼爱他。而皇甫谧自幼贪玩，无心向学，叔母对皇甫谧如此调皮捣蛋非常气愤，恨铁不成钢，常常为他的前途而忧虑。在叔母的教育下，皇甫谧终于发誓要改过自新，改弦更张，矢志苦学，下定决心要编著一部针灸学专书。

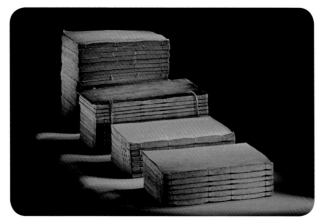

图 4-3-2　针灸甲乙经

　　皇甫谧把古代著名的三部医学著作，即《素问》《针经》（即《灵枢》）、《明堂孔穴针灸治要》纂集起来，加以综合比较，"删其浮辞，除其重复，论其精要"，并结合自己的临证经验，终于写出了一部为后世针灸学树立了规范的巨著——《黄帝三部针灸甲乙经》，也称《针灸甲乙经》，简称《甲乙经》。这也是中国第一部针灸学专著。

　　《针灸甲乙经》，共十卷，一百二十八篇。内容包括脏腑、经络、腧穴、病机、诊断、治疗等。书中校正了当时的腧穴总数六百五十四个（包括单穴四十八个），记述了各部穴位的适应证和禁忌，说明了各种操作方法。这是我国现存最早的一部理论联系实际、有重大价值的针灸学专著，被人们称为"中医针灸学之祖"，一向被列为"学医必读"的古典医书之一。

　　此书问世后，唐代医署就开始设立针灸科，并把它作为医生必修的教材。晋以后的许多针灸学专著，大都是在参考此书的基础上加以发挥而写出来的，也都没有超出它的范围。直到如今，我国的针灸疗法，虽然在穴名上略有变动，而在原则上均本于它。一千六百多年来，它为针灸医生提供了临床治疗的具体指导和理论根据。正因为如此，皇甫谧是我国古代历史上唯一与孔子齐名于世界文化史的历史名人。

叔和脉经论诊技

金代成无己称：仲景《伤寒论》得显用于世，而不堕于地者，叔和之力也。

王叔和，晋代医学家，名熙，以字行，高平（今属山东）人，生于东汉建安十五年（210 年）。他学识渊博，为人诚实，做了当时的太医令。

王叔和一生最突出的贡献是编著了我国现存最早的脉学专著——《脉经》。脉学在我国起源很早，扁鹊就常用切脉方法诊断疾病。切脉是中医诊断学之"望、闻、问、切"四诊重要的组成部分，但是当时仍不为一般医家所重视，为了解决医生在治疗过程中正确应用脉诊诊断的问题，王叔和搜集了扁鹊、仓公、张仲景、华佗等古代医家有关脉学的论述，并加上自己的临床体会和见解，终于写出了这部著名的脉学专书。

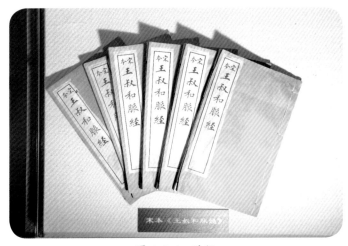

图 4-4-1　脉经

　　诊脉是中医学的独特诊断方法，脉象也在诊断中具有非常重要的参考意义。在《脉经》中，王叔和对脉学的描述和阐释深刻而细致，可见他脉学的造诣之深。他将脉象分为 24 种，其中对于每种脉在医生指下的特点、代表病证等，都描述得十分贴切，语言生动准确，非常实用，并与"平脉"（正常人的脉象）做了比较和区别。古时诊脉是诊三部九候的，就是人迎（气管双侧的颈动脉）、寸口（手臂外桡侧动脉）、跌阳（足背动脉）三部，每部三候脉共九候，诊疗时过程烦琐，患者还要解衣脱袜，不太方便。王叔和将诊脉法归纳整理，又大胆创新，将这种方法改作了"独取寸口"的寸口脉诊断法，只需察看双侧的寸口脉，便可以准确地知晓人身的整体状况。

　　另外，他还强调诊脉时要注重患者的年龄、性别、身高、体型、性格等不同因素，不可一成不变，不能脱离实际情况。

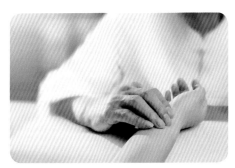
图 4-4-2　寸口脉

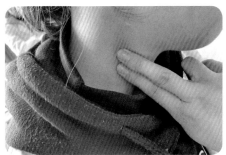
图 4-4-3　人迎脉

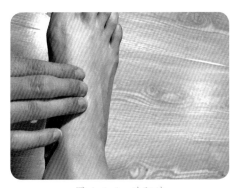
图 4-4-4　跌阳脉

　　王叔和严谨的治学态度，还体现在他对前人文献的引用上。如《脉经》中就引用了大量古文献，他在引用文献时，或以标题形式列出，或以文后加注的形式注明文献出处，便于读者根据所引文献的出处，找出原始文献。

　　王叔和整理千古奇书《伤寒论》，著述传世佳作《脉经》，在中医学的发展史上，是重大的成就。这位太医令，也堪称难得的人才，为学医者做出了榜样。在对于中医学的学习和实践过程中，先要遵古、博古、习古之书以继承前学，才能知新、用新、创新理论以发扬医理，这才是学习中医学、弘扬中医事业的正道。

葛洪炼丹求长生

"览诸道戒，无不云欲求长生者，必欲积善立功，慈心于物，恕己及人，仁逮昆虫，乐人之吉，愍人之苦，赒人之急，救人之穷，手不伤生，口不劝祸，见人之得如己之得，见人之失如己之失，不自贵，不自誉，不嫉妒胜己，不佞谄阴贼，如此乃为有德，受福于天，所作必成，求仙可冀也。"

葛洪（284—364），东晋道教学者，著名炼丹家，医药学家。字稚川，自号抱朴子，晋丹阳郡句容（今江苏省句容县）人。三国方士葛玄之侄孙，世称"小仙翁"，著有《肘后备急方》等。其在炼丹方面也颇有心得，丹书《抱朴子·内篇》具体地描写了炼制金银丹药等多方面有关化学的知识，也介绍了许多物质性质和物质变化。

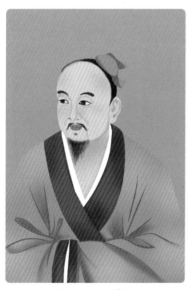

图 4-5-1　葛洪

葛洪一生著作宏富，自谓有《抱朴子》"内篇"二十卷，"外篇"五十卷，《碑颂诗赋》百卷，《军书檄移章表笺记》三十卷，《神仙传》十卷，《隐逸传》十卷；又抄五经七史百家之言、兵事方技短杂奇要三百一十卷。另有《金匮药方》百卷，《肘后备急方》四卷。唯多亡佚，《正统道藏》和《万历续道藏》共收其著作十三种。

宁波灵峰寺有一座葛仙殿，葛仙殿供奉的是葛洪的塑像。东晋咸和二年（327年），葛洪来到这里炼丹。在他隐居灵峰山的时候，瘟疫流行，葛洪广采草药，制药布施，使众多百姓起死回生。每年正月初一到初十是灵峰寺香火最旺的日子，因为传说中初十是葛仙翁的生日，人们纷纷来到这里纪念这位悬壶济世的仙人。

他一生的主要活动是从事炼丹和医学，既是一位儒道合一的宗教理论家，又是一位从事炼丹和医疗活动的医学家。葛洪敢于"疑古"，反对"贵远贱今"，强调创新，认为"古书虽多，未必尽善"，并在实际的行医、炼丹活动中，坚持贯彻重视实验的思想，这对于他在医学上的贡献是十分重要的。

鲍姑施灸艾飘香

鲍姑，是中国古代四位女名医（晋代鲍姑、西汉义妁、宋代张小娘子、明代谈允贤）之一。她是晋代著名炼丹术家，精通灸法，是我国医学史上第一位女灸学家。

鲍姑，名潜光（约309—363），上党（今山西省长治市）人，晋代广东南海太守鲍靓之女，医家葛洪之妻。

鲍姑出生于一个官宦兼道士之家，其父鲍靓是广东南海太守，后从夫在广东罗浮山行医炼丹。她以专治赘瘤和赘疣而闻名于时，因地制宜，就地取材，以当地盛产的红脚艾进行灸治，取得显著疗效。"每赘疣，灸之一炷，当即愈。不独愈病，且兼获美艳。"

一天，鲍姑在行医采药归家途中，见一位年轻姑娘在河边照容，边照边淌泪。鲍姑上前一看，见她脸上长了许多黑褐色的赘瘤，十分难看。鲍姑问清缘由，即从药囊中取出红脚艾，搓成艾绒，用火点燃，轻轻地在姑娘脸上熏灼。不久，姑娘脸上的赘瘤全部脱落，看不到一点瘢痕，变成了一个美貌的少女。她千恩万谢，欢喜而去。鲍姑长期与丈夫葛洪在广州罗浮山炼丹行医，岭南人民尊称她为"鲍仙姑"，是我国历史上第一位女施灸家。

鲍姑的一生，几乎都在广东度过，行医、采药，足迹广阔。遗憾的是，鲍姑没有留下什么著作，后人认为，她的灸法经验可能渗入到葛洪的《肘后备急方》中。该书有针灸医方109条，其中灸方竟占90余条，并对灸法的作用、效果、操作方法、注意事项等都有较全面的论述。

据分析，葛洪不擅长灸法，他的精力主要集中于炼丹和养生上。《肘后备急方》中收入如此丰富的灸方，可能与擅长灸法的鲍姑有密切的关系。

鲍姑的灸术，不仅擅名一时，而且相传了好几代人，直至明清两代，也还有人不怕艰辛乞取鲍姑艾。

巢氏诸病源候论

巢元方于隋炀帝时担任太医博士，生平事迹史书记载很少，但他编写的《诸病源候论》却成为一部不朽的医学著作，对中医学贡献颇多，是我国现存第一本病因、病理与证候学专论。

巢元方约生活于隋唐年间，籍贯、生卒年均不详。在隋大业年间（605—618年）医事活动频繁，任太医博士，后因业绩卓著而升为太医令。传闻开河都护麻叔谋在宁陵（今河南境内）开凿运河，患风逆症，隋炀帝命巢元方前往探视治疗。巢元方诊断后认为是风入腠理，病在胸臆，以羊肉为药食之，药未尽即病愈，大业六年（610年）主持编撰《诸病源候论》五十卷。

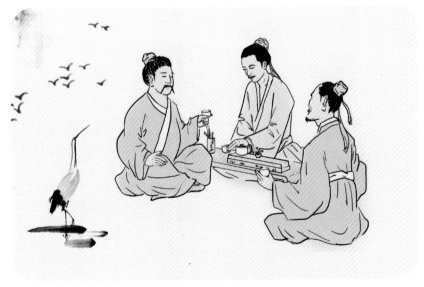

图 4-7-1　巢元方谈论医道

《诸病源候论》是中国最早的论述以内科为主的各科病病因和证候的专著。又称《诸病源候总论》《巢氏病源》。《诸病源候论》内容丰富，包括内、外、妇、儿、五官、口齿、骨伤等多科病证，对一些传染病、寄生虫病、外科手术等方面，有不少精辟论述，对后世医学影响较大。关于肺痨病，他不但有类似葛洪对这种病的症状描述，还具体下了"虚劳""骨蒸"的病名，这些病名至今仍在使用。

《诸病源候论》中还有教人养成饭后漱口的良好习惯的记载，不但指出了牙病与口腔卫生的关系，还包含让人们养成良好卫生习惯和预防为主的思想。这一认识在我国预防医学史上是占有重要地位的。

中医学史上，多数医家更加重视对于理、法、方、药等方面的研究和著述，而《诸病源候论》内容的全面和周到恰恰弥补了病源与证候作为中医辨证处方的重要依据的空缺，直到今天，它仍称得上一部完备的好书。

药王精诚著千金

"自古名贤治病，多用生命以济危急，虽曰贱畜贵人，至于爱命，人畜一也。损彼益己，物情同患，况于人乎！夫杀生求生，去生更远。吾今此方，所以不用生命为药者，良由此也。"（《备急千金要方·序》）

孙思邈（581—682），京兆华原（今陕西省铜川市耀州区）人，唐代医药学家，被后人称为"药王"。他从小就聪明过人，受到老师的器重，长大后开始爱好道家老庄学说。由于当时社会动乱，孙思邈隐居陕西境内的秦岭太白山中，并渐渐获得了很高的声名。孙思邈在太白山研究道家经典，同时也博览众家医书，研究古人医疗方剂。他选择了"济世活人"作为他的终生事业，为了解中草药的特性，他走遍了深山老林。孙思邈还十分重视民间的医疗经验，不断积累走访，及时记录下来，终于完成了他的不朽著作《备急千金要方》。

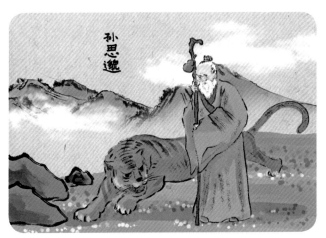

图 4-8-1　孙思邈

唐贞观年间，太宗李世民的长孙皇后怀孕已十多个月不能分娩，反而患了重病，卧床不起。虽经不少太医医治，但病情一直不见好转。太宗每日愁锁眉头，坐卧不宁。有一日，唐太宗理完朝政以后，留大臣徐茂功问道："皇后身患重病，经太医不断诊治，百药全无效果。

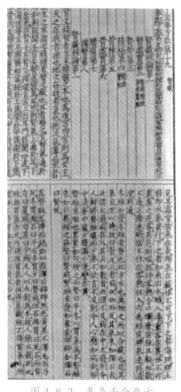

图 4-8-2　备急千金要方

卿可知哪里有名医？"徐茂功闻言，便将孙思邈推荐给太宗。但是，在封建社会，由于有"男女授受不亲"的礼教束缚，医生给宫内妇女看病，大都不能够接近身边，只能根据旁人的口述，诊治处方。孙思邈是一位民间医生，穿着粗布衣衫，皇后的"凤体"他更是不能接近的。于是他一面叫来了皇后身边的宫娥采女细问病情，一面要来了太医的病历处方认真审阅。他根据这些情况，做了详细的分析研究，已基本掌握了皇后的病情。然后，他取出一条红线，叫采女把线系在皇后右手腕上，一端从竹帘拉出来，孙思邈捏着线的一端，在皇后房外开始"引线诊脉"了。没有多大工夫，孙思邈便诊完了皇后的脉。原来，孙思邈医术神奇，靠着一根细线的传动，竟能诊断清人体脉搏的跳动。这就是他被人们称为神医的原因。孙思邈诊断完毕，命采女将皇后左手扶近竹帘，孙思邈看准穴位猛扎了一针，皇后疼痛，浑身一颤抖。不一会儿，只听得婴儿呱呱啼哭之声，皇后产下了皇子，人也苏醒了！

《备急千金要方》是我国最早的医学百科全书，从基础理论到临床各科，理、法、方、药齐备。一类是典籍资料，另一类是民间单方验方。广泛吸收各方面之长，雅俗共赏，缓急相宜，时至今日，很多内容仍起着指导作用，有极高的学术价值，确实是价值千金的中医瑰宝。《备急千金要方》是对方剂学发展的巨大贡献。书中收集了从张仲景时代直至孙思邈的临床经验，历数百年的方剂成就，在阅读仲景书方后，再读《备急千金要方》，真能大开眼界，拓宽思路，特别是源流各异的方剂用药，显示出孙思邈的博极医源和精湛医技。后人称《备急千金要方》为"方书之祖"。

北宋王氏铸铜人

王惟一，又名王惟德，宋朝针灸学家，在宋仁宗、宋英宗时是御医。

王惟一对针灸学很有研究，集宋以前针灸学之大成，著有《铜人腧穴针灸图经》一书，奉旨铸造针灸铜人两座。为中国著名针灸学家之一。

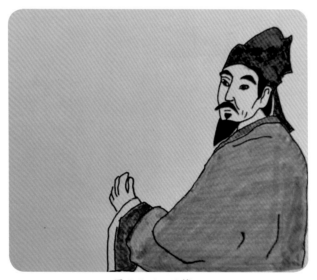

图 4-9-1　王惟一

《铜人腧穴针灸图经》全书共三卷，于 1026 年成书。书中把三百五十四个穴位，按十二经脉联系起来，注有穴位名称，绘制成图，为铜人注解。图样完整，内容丰富，经穴较多而系统。按照图可查到所需用的穴位，按照穴位可查到所治之证候，是我国古代中医典籍中一部很有价值的针灸学专著。

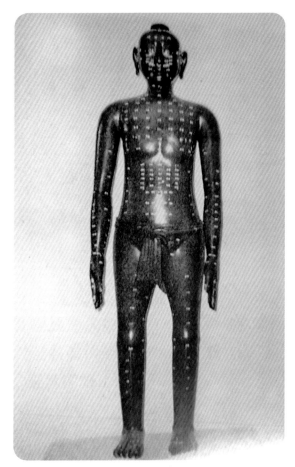

图 4-9-2　针灸铜人

　　王惟一对针灸医学的贡献有三，一是考订《明堂针灸图》与撰写《铜人腧穴针灸图经》，二为铸造针灸铜人模型，三为刻《铜人腧穴针灸图经》于石。

　　王惟一所设计的铜人，在脏腑的布局、经络的循行、穴位的精确等方面，不仅科学性强，而且工艺水平相当高。他选择了精制的铜，铸成和一般人大小相似的人体，里面装有铜铸成的脏腑，躯壳表面，刻有三百五十四个穴孔，孔内装满水银，外封黄蜡，以防水银流出。当考官出题针刺某穴，或提问何病症该针何穴时，学生照题试针；若针得正确，一进针水银便会流出；若针得不对，就刺不进去。

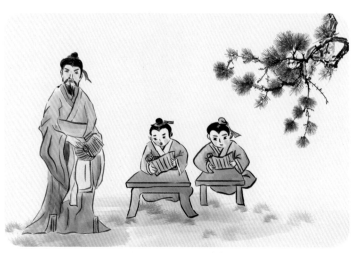

图 4-9-3　古代医学考试

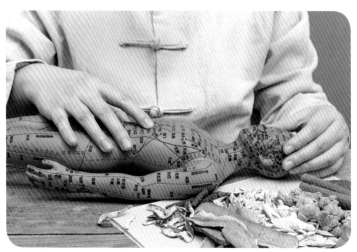

图 4-9-4　现代针灸模型人

　　铜人的铸造，对经穴教学的形象化与直观化，做出了不可磨灭的贡献，开创了针灸学的腧穴考试要进行实际操作的先河，对中国医学的发展，尤其在针灸学和针灸教学方面，起了很大的促进作用，故为历来针灸学家所推崇，及至现在仍有学习和研究的价值。

金元四家创流派

宋濂曰："金以善医名凡三家，曰刘守真，曰张子和，曰李明之。"又曰："有功于民生者甚大，宜于三家所著并传于世"，自此，"金元四大家"的称谓流传于世。

中国金元时期医学产生了许多流派，在学术上争鸣，最具代表性的有刘完素、张从正、李东垣和朱震亨，被称为"金元四大家"。金元四家的产生与长期战乱、人民生活困苦、疫病流行有关，与宋代医学理论和实践的丰富与革新思想有关。

刘完素（约1110—1200年），字守真，河间人，世称刘河间。某次乡间行医，路遇一少妇难产"假死"，家人拟葬之。刘完素听说缘由，给其把脉，认为尚有救，便用银针穴灸。顷刻间，孕妇苏醒，产下婴儿。从此，"神医刘完素"大名远播；"一针救二命"为人乐道。其事迹，甚至被演绎成神话故事广为传播。

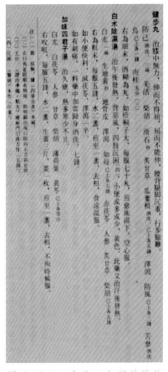

图 4-10-1　金元四大家学著作之———东垣医集

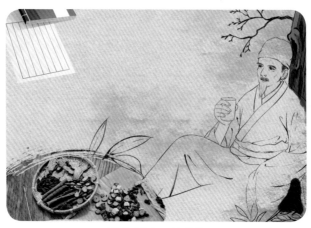

图 4-10-2　刘完素

　　1191 年，金章宗完颜璟的女儿得了重症，御医无策。帝传旨：各州府荐医。河间知府吴锐将刘完素推荐给皇帝。刘用三剂中药将其治愈。章宗欲封其为太医，刘坚辞不受，并借故溜走，之后在保定一带行医授徒。他是寒凉派的代表，主张六气皆可从火化，因而大力倡导火热论，治疗上以清热通利为主，善用寒凉药物。

　　张从正（1156—1228 年），字子和，号戴人。金代四大名医之首。张从正私淑刘完素的学术观点，对于汗、吐、下三法的运用有独到的见解，积累了丰富的经验，扩充了三法的运用范围，形成了以攻邪治病的独特风格，为中医学的病机理论和治疗方法做出了贡献，被后世称为金元四大家之一，又称为"攻下派"的代表。

　　李东垣（1180—1251 年），又名李杲，字明之，中国金元时期著名医学家，晚年自号东垣老人，真定（今河北省正定县）人。李东垣师从张元素，是中国医学史上"金元四大家"之一，是中医"脾胃学说"的创始人。李东垣十分强调脾胃在人身的重要作用，因为在五行当中，脾胃属于中央土，因此李东垣的学说也被称作"补土派"。主要著作有《脾胃论》《内外伤辨惑论》《用药法象》《医学发明》《兰室秘藏》等。

　　朱震亨，元代金华（今浙江省金华市）人，人称丹溪翁，又称朱丹溪，是金元四大家之一，早年学习理学，后改为习医，受业于刘完素的再传弟子罗知悌，罗氏将刘河间、张从正、李杲诸家之学尽传之，朱震亨接受金元诸家之说，结合个人见解和临床所得，加以发挥，提出人身之中"阳常有余，阴常不足"的观点。作为滋阴派的代表，他主张在治疗上提倡滋阴降火之法。

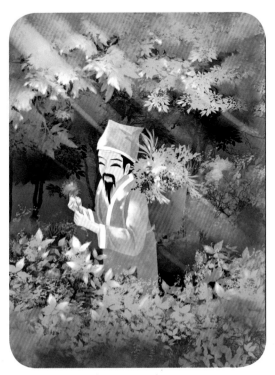

图 4-10-3　张从正

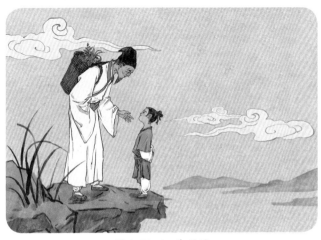

图 4-10-4　朱丹溪

官修医典为苍生

宋代是我国医学发展的繁荣时期，其中最重要的因素是宋代政府的管理。出现了许多官修的中医类书籍，对于方剂的规范化起到了巨大的推动作用。

《太平圣惠方》系北宋翰林医官院王怀隐等人在广泛收集民间效方的基础上，吸收了北宋以前各种方书的有关内容集体编写而成。《太平圣惠方》简称《圣惠方》，为宋代官修方书。全书共 1670 门，方 16834 首。

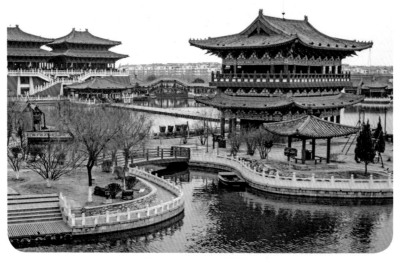

图 4-11-1　北宋翰林院

《圣济总录》，中医全书。本书是征集宋时民间及医家所献医方，结"内府"所藏秘方，经整理汇编而成。录方近 20000 首，内容极其丰富，堪称宋代医学"百科全书"。

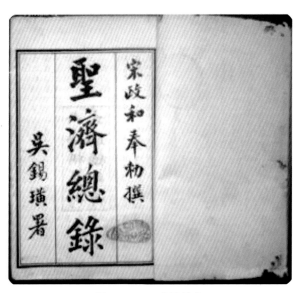

图 4-11-2　圣济总录

　　在医学学术发展的背后，统治者的支持，政府的医药政策、管理制度起着巨大的推动作用。此后，明代的《永乐大典》、清代的《古今图书集成》《四库全书》等大型图书的修订，也保留了许多宝贵的医学典籍，推动了医学发展与进步。

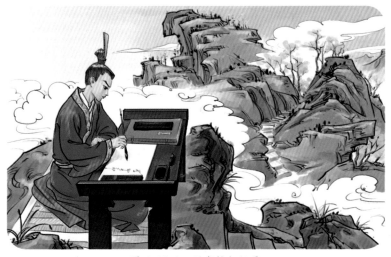

图 4-11-3　医书校订记录

时珍本草定纲目

李建元《进本草纲目疏》："上自坟典、下至传奇，凡有相关，靡不收采，虽命医书，实该物理。"《本草纲目》不仅是我国一部药物学巨著，还是我国古代的百科全书。

李时珍（1518—1593 年），字东璧，晚年自号濒湖山人，湖北省蕲春县蕲州镇东长街之瓦屑坝（今博士街）人，明代著名医药学家。后为楚王府奉祠正、皇家太医院判，去世后明朝廷敕封为"文林郎"。

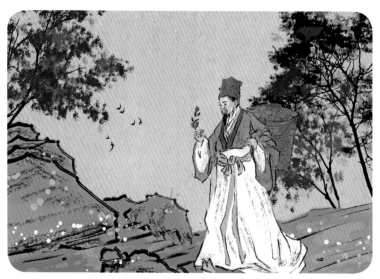

图 4-12-1 李时珍

相传，李时珍和其大徒弟王广和来到湖口，见一群人正抬着棺材送葬，而棺材里直往外流血。李时珍上前一看，见流出的血不是瘀血而是鲜血，于是赶忙拦住人群，让抬棺材的人停下来，众人听了，面面相觑，不敢相信。

李时珍看出了大家的心思，反复劝说，终于使主人答应开棺。李时珍先是对棺内孕妇进行了一番按摩，然后又在其心窝处扎了一针，不一会儿，就见棺内的妇人轻轻哼了一声，醒了。不久之后，这名妇女又顺利产下一个儿子，原来这名妇女是因难产而陷入假死。

李时珍还可以"活人断其死"。一天，有家药店老板的儿子大吃大喝后，纵身翻越柜台，请李时珍诊脉，李时珍告诉他，小兄弟，你活不了三个时辰了，请赶快回家去。众人都不信，那个药店老板的儿子更是大骂不止。果不其然，不到三个时辰，这个人便死掉了。原来是此人吃饭过饱，纵身一跳，肠子断了，内脏受损。

李时珍在数十年行医以及阅读古典医籍的过程中，发现古代本草书中存在着不少错误，于是决心重新编纂一部本草书籍。在编写《本草纲目》的过程中，最使李时珍头痛的就是由于药名混杂，往往弄不清药物的形状、生长的情况。过去的本草书，虽然做了反复的解释，但是由于有些作者没有深入实际进行调查研究，而是在书本上抄来抄去，所以越解释越糊涂。在父亲的启示下，李时珍认识到，"读万卷书"固然需要，但"行万里路"更不可少。于是，

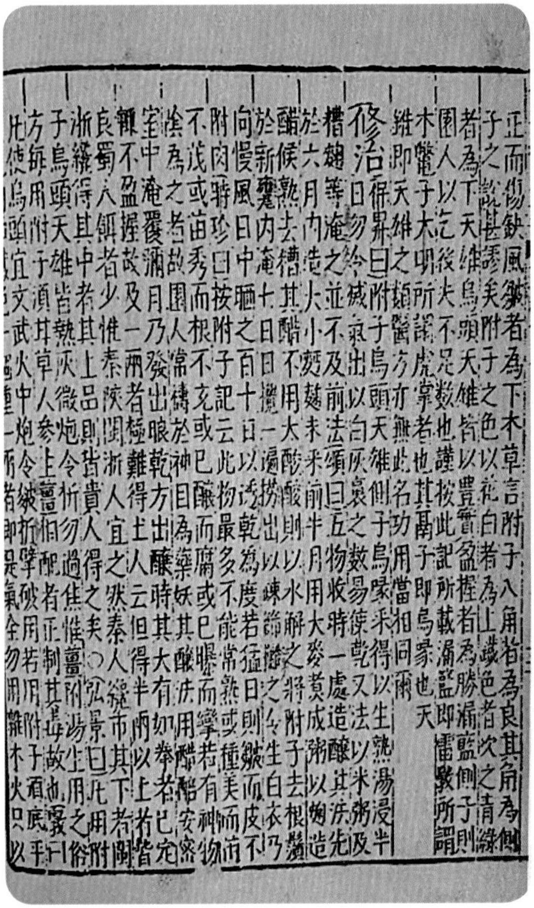

图 4-12-2　本草纲目

他既"搜罗百氏",又"采访四方",深入实际进行调查。

李时珍借用朱熹的《通鉴纲目》之名,定书名为《本草纲目》。嘉靖三十一年（1552年）,着手编写,至明万历六年（1578年）三易其稿始成,前后历时27年。《本草纲目》共五十二卷,刊于1590年。全书共190多万字,载有药物1892种,收集医方11096个,绘制精美插图1160幅,分为16部、60类,这部伟大的著作,吸收了历代本草著作的精华,尽可能地纠正了以前的错误,补充了不足,并有很多重要发现和突破。是到16世纪为止中国最系统、最完整、最科学的一部医药学著作。

《本草纲目》不仅为中国药物学的发展做出了重大贡献,对世界医药学、植物学、动物学、矿物学、化学的发展也产生了深远的影响。

继洲针灸集大成

《针灸大成·三衢杨氏补泻》曰："针法玄机口诀多，手法虽多亦不过；切穴持针温口内，进针循摄退针搓，指捻泻气针留豆，摇令穴大拔如梭。"

杨继洲（约 1522—1620 年），字济时，明代三衢（今浙江省衢州市六都杨村）人，是明代著名针灸医家。主要著作《针灸大成》等。

有一次，山西监察御史赵文炳患了痿痹之疾，多方诊治，屡治不愈，邀杨继洲去山西诊治，杨继洲仅仅针刺了三针就痊愈了。

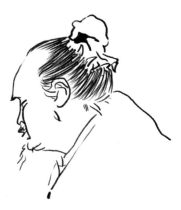

图 4-13-1　杨继洲

《针灸大成》是我国针灸学的又一次重要总结，也是明以来三百年间流传最广的针灸学著作，是一部蜚声针坛的历史名著。自明万历年间刊行以来，平均不到十年就出现一种版本，该书翻刻次数之多，流传之广，影响之大，声誉之著，实属罕见，故可认为是目前最受欢迎、知名度最高的针灸专著之一。

该书的主要贡献为：总结了明以前我国针灸的主要学术经验，特别是收载了众多的针灸歌赋；重新考定了穴位的名称和位置，并附以全身图和局部图；阐述了历代针灸的操作手法，加以整理归纳，如"杨氏补泻十二法"等；记载了各种病症的配穴处方和治疗验案。

《针灸大成》对于针法、灸法，分为大小两类，他认为"刺有大小"，一是手法较轻（平和）的"平补""平泻"；二是手法较重的"大补""大泻"。他将针刺补泻进行大、小分类，实质是对刺激量的定性分类，开启了针刺补泻分强弱的先河，对后世，特别是现代有关针刺手法刺激量的研究有较大的影响。

杨继洲是明代一位针灸学之集大成者，他总结了明末以前针灸学的重要成果，是继《针灸甲乙经》以后，对针灸学的又一次重要总结。《针灸大成》的问世，标志着中国古代针灸学已经发展到了相当成熟的地步，后人在论述针灸学时，大多将《针灸大成》作为最重要的参考书，这与该书的学术成就、所处的历史地位以及其对针灸学发展所做出的巨大贡献是分不开的。

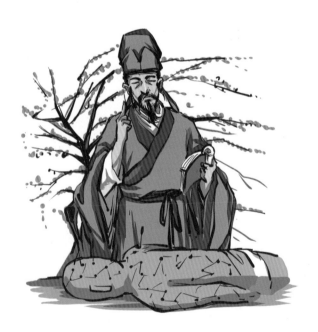

图 4-13-2　针法技术

吴氏戾气立新论

"夫疫者，感天地之戾气也。戾气者，非寒、非暑、非暖、非凉，亦非斯是交错之气，乃天地间别有一种戾气。"

吴有性（1582—1652年），字又可，汉族，江苏吴县东山人，明末清初传染病学家。崇祯十五年（1642年），全国瘟疫横行，十户九死。南北直隶、山东、浙江等地大疫，五六月间益盛，"一巷百余家，无一家仅免，一门数十口，无一仅存者"。医生们都用伤寒法治疗，毫无效果。吴又可亲历了每次疫情，积累了丰富的资料，推究病源，潜心研究，依据治验所得，撰写成了全新的《温疫论》一书，开我国传染病学研究之先河。他以毕生的治疫经验和体会，大胆提出"戾气"致病之学说，在世界传染病学史上也是一个伟大的创举，因此赢得了后人的广泛尊重。

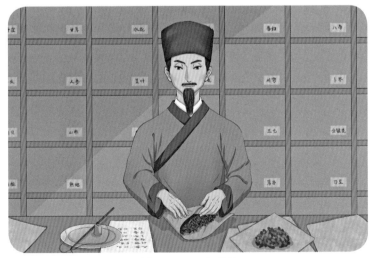

图 4-14-1　吴有性

吴有性在该书中所列瘟疫病种有发颐、大头瘟、虾蟆瘟、瓜瓤瘟、疙瘩瘟，以及疟疾、痢疾等急性传染病，他明确指出这些病都不是六淫之邪所致，而是四时不正之气所为。其症状与伤寒相似而实际迥异，古书从未分别，吴有性一一加以分辨论述阐明，并论著制方。其中著名的方剂有达原饮、三消饮等，示人以疏利分消之法。在治疗上，他提出了一整套祛邪达原理论，临床收到很好的效果。

吴有性根据瘟疫发病突然，具有流行性的特点，指出这是由于天地间存在着一种异气，又称作戾气、疫疠之气所致。他认为，虽然《伤寒论》中提出时行之气有传染之说，但据实际情况，有时行之气未必有疫，故而时行之说不可使人信服。人之是否得疫病，是由于戾气所致。戾气是杂气中之一，每年都存在。戾气的存在盛衰多少，与地区、四时与岁运有关。感受疫疠之气之后，可使老少俱病。这就从病因学方面将瘟疫与一般外感病区别开来，并与伤寒病加以区分。吴氏突破了六气致病的传统观点，提出了新的传染病病原观点。这些，已被现代医学、微生物学所证实，这是吴氏对温病学的一大贡献。

吴有性创立了瘟疫学说，领先西方 200 年。形成了一个比较系统的温病辨证论治纲领，提出了一系列新的学术见解，充实了中医学温热病学的内容。他的邪气侵犯途径对叶天士的温热学说有一定的启示。其学术思想使温疫学说独立成体系，对中医学的贡献是应当充分肯定的。

清任汇通改医错

"著书不明脏腑，岂非痴人说梦；治病不明脏腑，何异盲子夜行。"（《医林改错》）

王清任，清代医学家（1768—1831年）。字勋臣，直隶玉田（今属河北）人，邑武庠生，又纳粟得千总职。年轻时即精心学医，并于北京开一药铺行医，医术精深，盛名于一时。

王清任认为"治病不明脏腑，何异于盲人夜行"，指出古医书中关于人体记述错误不少。他多次到疫病暴死者乱葬岗中和死刑场观察人体内脏结构，于1830年著成《医林改错》，这是一部几百年来令医学界争论不休的书。

书中主要阐述了两个方面的观点。其一便是"改错"，王清任认为，我国古代医书中对人体脏腑的位置、大小和重量的描述并不确切，他曾在瘟疫流行的灾区观察未掩埋的儿童尸体300多例，逐一进行了解剖和观察，绘制了大量的脏腑图。他认为前世许多医书的讲法不正确，须改正，故书名便为《医林改错》；另一主要内容表明了他对人体气血的一个特殊的认识，他认为气与血皆为人体生命的源泉，但同时也是致病因素，不论外感内伤，对于人体的损伤，皆伤于气血而非脏腑。气有虚实：实为邪实，虚为正虚；血有亏瘀，亏为失血，瘀为阻滞。他认为瘀血是由于正气虚、推动无力造成的，故血瘀证皆属虚中夹实。因而他倡导"补气活血"和"逐瘀活血"两大法则，这就是他的著名的"瘀血说"。

王清任是我国清代一位注重实践的医学家，他对中医学中的气血理论做出了新的发挥，特别是在活血化瘀治则方面有独特的贡献。他创立了很多活血逐瘀方剂，注重分辨瘀血的不同部位而分别给予针对性治疗，他的方剂一直在中医界受到重视，并广泛应用于临床，经临床实践验证，疗效可靠。

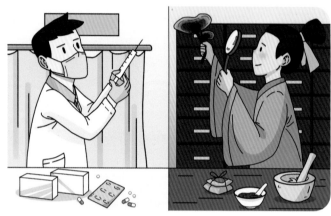

图 4-15-1　中医与西医

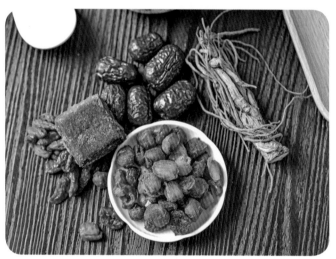

图 4-15-2　补气活血

五、中医诸科

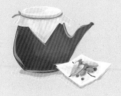

理伤续断正筋骨

中医伤科学是中医学的重要组成部分，包括骨伤、骨病和筋伤三类，是研究防治皮肉、筋骨、气血、经络、脏腑损伤疾患的一门科学。

原始社会的早期，人们大都住在洞穴或窝棚里，以避风雨寒暑，防备猛兽虫蛇，这是人类最早的预防外伤措施。但人类在与毒蛇、猛兽搏斗和部落之间发生战争时，也常常发生外伤。原始人就在损伤疼痛、肿胀处抚摸、按压，以减轻痛苦。经过长期的反复实践，摸索出一些能医治损伤性疾病的方法和一些简单的治伤手法。

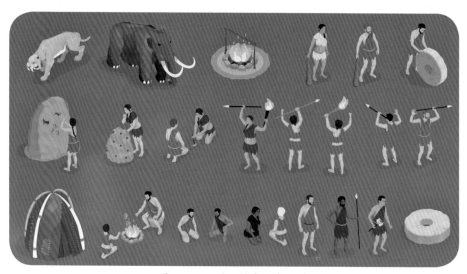

图 5-1-1　原始社会人类活动

春秋战国时期，《黄帝内经》的问世，比较系统、全面地阐述了人体解剖、生理、病理、诊断、治疗等基本理论，促进了伤科学的发展，如《内经》阐发的"肝主筋、肾主骨、脾主肌肉，气伤痛、形伤肿"的理论，迄今仍指导着骨伤科学的临床医疗实践。

著名的外伤科医生华佗既能用方药、针灸治病，更擅长外伤科手术，他曾用麻沸散麻醉，为病人进行死骨剔除术，葛洪著《肘后救卒方》，记载了颞颌关节脱位的口内整复方法："令人两手牵其颐已，暂推之，急出大指，或咋伤也。"这是世界上记载最早的颞颌关节脱位整复方法，直到现在还普遍沿用。

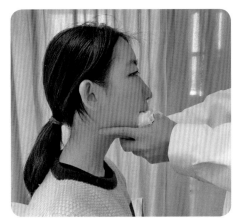

图 5-1-2　颞颌关节脱位口内整复

龚庆宣著《刘涓子鬼遗方》，是我国现存最早的外伤科专著。它较详尽地论述了金疮和痈疽的诊治。并收载了 34 首治疗伤科疾患的方剂。

蔺道人著《仙授理伤续断秘方》，是我国现存最早的一部伤科专书，它阐述了骨折治疗原则为复位、固定、功能锻炼和药物治疗等，同时指出复位前要先用手摸伤处，以识别骨折移位情况，采用拔伸、捺正等方法复位，复位后将软垫加在肢体上，然后用适合肢体外形的杉树皮夹板固定，固定后的肢体要进行适当的活动。该书还首次描绘了髋关节脱位分为前脱位和后脱位两种类型，采用手牵足蹬法治疗髋关节后脱位；利用杠杆的原理，采用"椅背复位法"整复肩关节脱位。该书还重点介绍了骨折损伤的内外用药 40 余方和用药方法。为伤科辨证、立法、处方奠定了良好的基础。

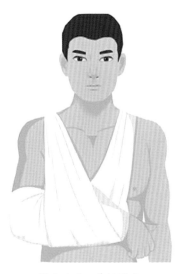

图 5-1-3　骨折固定

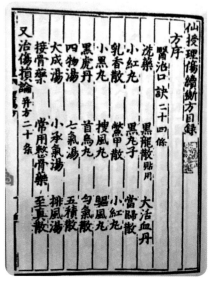

图 5-1-4 仙授理伤续断秘方

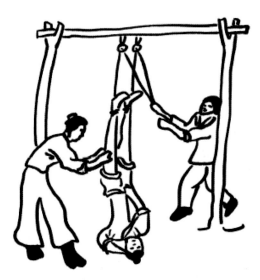

图 5-1-5 悬吊复位法

危亦林著《世医得效方》，继承了唐代蔺道人的骨伤科经验，系统地整理了元以前的伤科成就，并有很多创新发展，使骨折和脱位的处理原则和方法更加完善。危亦林是世界上采用悬吊复位法治疗脊柱骨折的第一人，比西方的 Davis（1927 年）始用相同的悬吊法要早五百八十余年。

　　吴谦等著《医宗金鉴·正骨心法要旨》，系统地总结了清代以前的骨伤科经验，对人体各部的骨度，内外治法所用方药均较详尽地记述，可谓既有理论，又重实践，图文并茂。该书把正骨手法归纳为摸、接、端、提、推、拿、按、摩八法，并运用手法治疗腰腿痛等伤筋疾患，使用攀索叠砖法整复胸腰椎骨折脱位，之后要在腰背部骨折处垫枕，以保持脊柱于过伸位，从而维持其复位的效果。

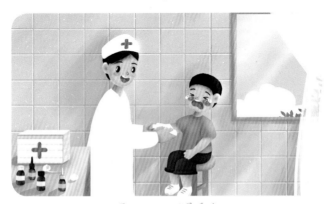

图 5-1-6　正骨手法

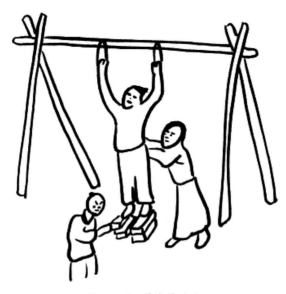

图 5-1-7　攀索叠砖法

刮骨疗伤外科术

中医外科学是中医学的一个重要临床学科，内容丰富，包括疮疡、乳房病、瘿、瘤、岩、肛门直肠疾病、男性前阴病、皮肤病及性传播疾病、外伤性疾病与周围血管病等。

原始社会，人们在劳动和生活中因与野兽搏斗，和严寒酷暑抗争，创伤很多，就自发地运用野草、树叶等包扎伤口，拔去体内异物，压迫伤口止血等，形成外科最原始的治疗方法。以后发展到用砭石、石针刺开排脓治疗脓肿。这些原始的清创、止血、外用药和小手术就是外科的起源。

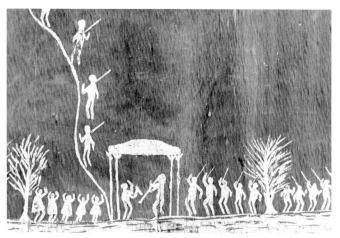

图 5-2-1　原始社会

《山海经·东山经》中说：高氏之山……其下多箴石。郭璞注：砭针，治痈肿者。当时砭针是切开排脓的工具，也是最早的外科手术器械。外科成为专科是在周代，《周礼·天官篇》把当时的医生分为疾医、疡医、食医和兽医四大类，其中疡医即外科医生，主治肿疡、溃疡、金创和折疡。

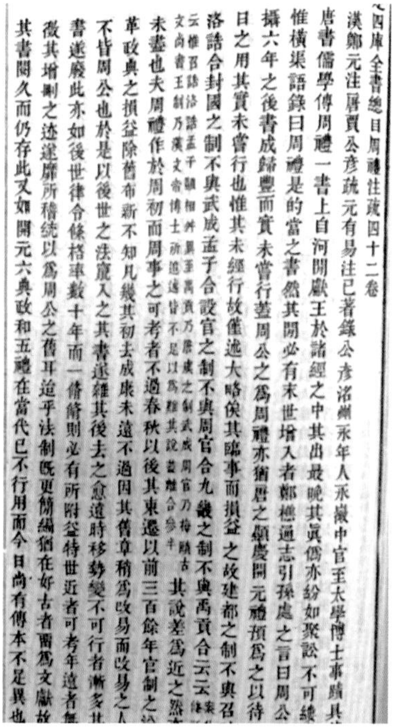

图 5-2-2　周礼

　　华佗（141—203 年），外科鼻祖，首创麻沸散作为全身麻醉剂进行剖腹术。《后汉书》中说："若疾发结于内，针药所不能及者，乃令先以酒服麻沸散，即醉无所觉，因刳破腹背，抽割积聚；或在肠胃，则断截湔洗，除去疾秽；既而缝合，傅以神膏。四五日创愈，一月之间皆平复。"这是世界范围内最早开展麻醉术和外科手术的文献记载。

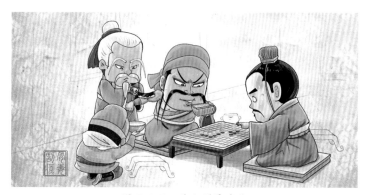

图 5-2-3　关公刮骨疗伤

南北朝时有了我国现存最早的外科专著《刘涓子鬼遗方》（成书于499年），载有痈疽的鉴别诊断、内外处方140个。其中，外伤用止血、收敛、止痛药，痈疽用清热解毒药，肠痈用大黄汤，脓成不可服，均符合临床实际。对辨别有脓无脓和脓肿切开方法的描述也有实用价值。

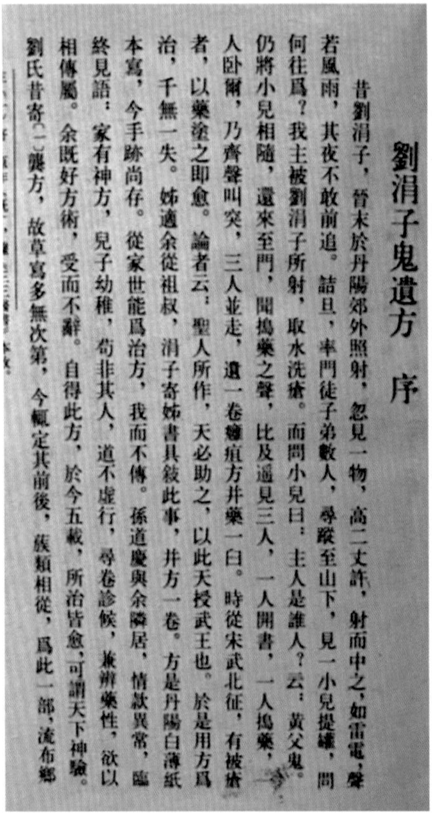

图 5-2-4　刘涓子鬼遗方

目前，凡生于体表的疾患，如疮疡、瘰、瘤、岩，肛肠病，男性前阴病，以及烧伤、冻伤、蛇虫咬伤、破伤风和脱疽、肠痈等，虽然多有专科专病的建立，但仍统属中医外科的范畴。本学科历史悠久，临床积累了丰富的经验，有内治、外治结合的特色，在中西医结合以及开展专科专病建设过程中，不断取得成果。

调经养血妇人科

中医妇科学是中医学的重要组成部分之一，它是在中医学的形成和发展中逐渐建立和充实起来的。

远古时代，我们的祖先在劳动和生活中就已经发现了一些药物，积累了初步的医疗经验。到了夏、商、周时代，中医妇科学已有了萌芽，主要有关于难产、种子和胎教理论的记载。

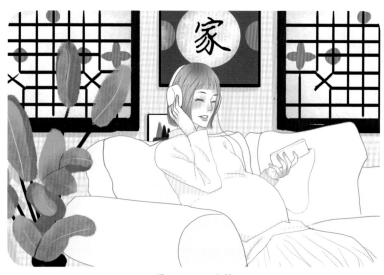

图 5-3-1　胎教

随着历史的前进，医学的发展，在这一时期出现了许多医家，如医和、医缓、扁鹊等，特别是扁鹊曾专门从事过妇产科的医疗工作，当时称为"带下医"。这是我国有文字记载的第一位妇产科医生。

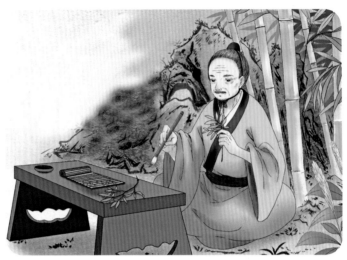

图 5-3-2　扁鹊

　　成书于战国时期的我国现存的第一部医学巨著《黄帝内经》，确定了中医学的理论基础，同时提出了妇女的解剖、月经生理、妊娠诊断等基本理论，还初步论述了一些妇女疾病的病理，如血崩、月事不调、带下病、不孕、肠覃、石瘕等。《黄帝内经》还记载了第一个治疗血枯经闭、调经种子药方"四乌贼骨—芦茹丸"。《黄帝内经》的理论为中医妇科学的发展奠定了基础。

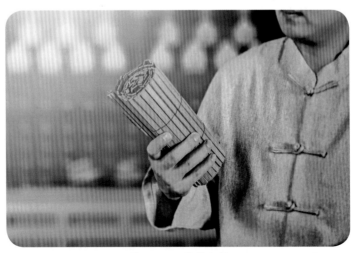

图 5-3-3　黄帝内经

西汉时期已有妇产科病案的记载。据《史记·扁鹊仓公列传》记载，太仓公淳于意首创"诊籍"，其中"韩女内寒月事不下"及"王美人怀子而不乳"的病案，是妇产科最早的病案。

马王堆汉墓出土的文物中有《胎产书》，约成书于公元前 2 世纪，是现存最早的妇产科专著。

与张仲景同时代的医学家华佗，是我国著名的外科专家，他发明了麻醉药（麻沸散）、创伤药（神膏），并成功地进行了开腹手术，也成功地进行了摘除死胎的手术。

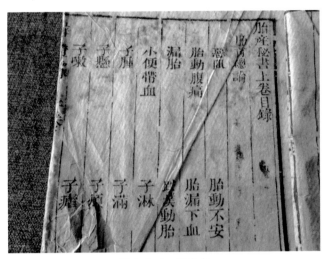

图 5-3-4　胎产书

著名的医学家孙思邈，兼长内、妇、儿各科，所著《备急千金要方》，成书于公元 652 年，全书凡 30 卷，有妇人方上、中、下 3 卷，而且将妇人胎产列于卷首。

在妇产科方面成就最大的是陈自明和他的著作《妇人大全良方》。陈自明于 1237 年著成该书，全书分调经、众疾、求嗣、胎教、妊娠、坐月、产难、产后 8 门，《妇人大全良方》是我国著名的妇产科专著，是当时一部杰出的作品，一直风行 300 多年，对后世医家也有巨大影响。此外，还有数部妇产科专著。总之，中医妇产科学在宋代得到了迅速发展。

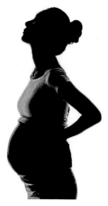

图 5-3-5　妊娠

　　清代傅山的《傅青主女科》、汪朴斋的《产科心法》等大批妇科和产科专著，其理论和经验都比较成熟。完善后的中医妇科在人类历史上正发挥着举足轻重的作用。

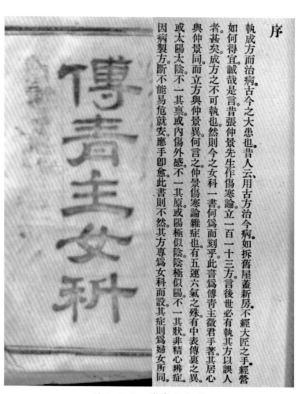

图 5-3-6　傅青主女科

痘疹疳惊话儿科

中医儿科学荟萃了中华民族数千年来小儿养育和疾病防治的丰富经验，随着中医学的发展而逐步形成了自己的理论和实践体系。

根据我国古代文献记载，远在春秋战国时期就有了小儿医，《史记·扁鹊仓公列传》云："扁鹊……闻秦人爱小儿，即为小儿医。"这是最早关于儿科医生的记载。《五十二病方》有"婴儿病痫""婴儿瘛"的记载。

《颅囟经》是我国最早的儿科专著，据考查，现存的《颅囟经》是唐末宋初人托巫方所作。书中提出小儿体属"纯阳"的观点，论述了小儿脉法及惊、痫、癫、疳、痢、火丹等疾病的证治。

北宋钱乙，字仲阳，从事儿科诊疗 40 余年，学术造诣精湛，由弟子阎孝忠整理编集的《小儿药证直诀》集中体现了钱乙的主要学术思想。钱乙创立了儿科五脏辨证体

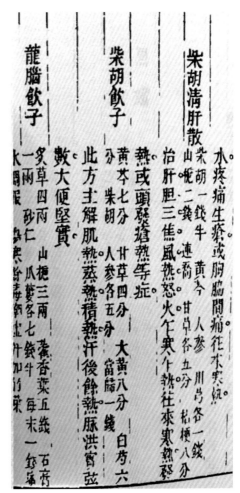

图 5-4-1　颅囟经

系，提出"心主惊、肝主风、脾主困、肺主喘、肾主虚"的五脏辨证纲要。钱乙对中医儿科学的形成和发展做出了重大贡献，故被后世誉为"儿科之圣"。南宋的名医陈文中根据自己长期的临床实践经验，著有《小儿痘疹方论》和《小儿病源方论》。他力倡固养小儿元阳，善用温补扶正见长。

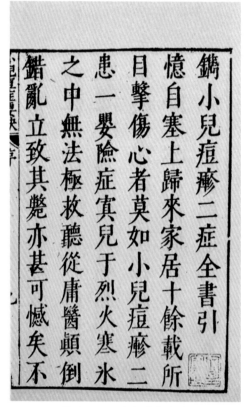

图 5-4-2　小儿痘疹方论

　　"金元四大家"在儿科方面也各有贡献。刘完素认为："小儿病者纯阳，热多冷少也。"主张用寒凉泻热养阴法治疗小儿热病。张从正重用攻下法治疗热病，为小儿热病运用"上病下取"法提供了范例。李杲善用温补，重视调理脾胃，对后世儿科脾胃病的研究具有重要影响。朱震亨认为小儿"阳常有余，阴常不足"，以用养阴法见长。他们的学术争鸣，丰富了儿科学的内容。

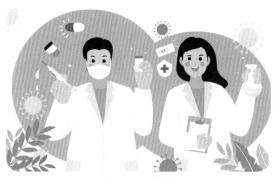

图 5-4-3　接种

陈复正是清代具有代表性的儿科医家之一，著有《幼幼集成》。该书详析指纹之义，归纳为"浮沉分表里，红紫辨寒热，淡滞定虚实"；力辟惊风之说，促进了惊风理论的研究与发展。中华人民共和国成立初期，古代儿科痧、痘、惊、疳四大要证中的"痘"（天花）已经被消灭，"痧"（麻疹）已成强弩之末的散发性疾病。中医儿科学的形成和发展已有数千年的历史，目前正在向着学科现代化的方向前进。中医儿科学的现代化，就是要建立起一整套源于传统中医儿科，适应未来社会需要，与各现代科学学科自然衔接、协调发展的全新理论和实践体系。

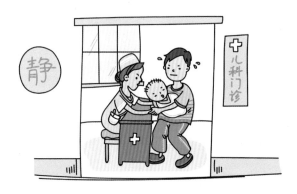

图 5-4-4　中医儿科现代化

扶危活命急救术

在治疗急危重症问题上，中医学早有自己的急救术，并且积累了大量经验，运用中医方法治疗疾病的案例也是层出不穷。

张仲景所著《伤寒杂病论》以治疗杂病著称于世，就是一部治疗多种急性病的经典，为急性出血、急性脘腹痛、急黄、暴喘、暴吐、暴泻、暴痢、高热神昏、厥逆等危重病症，提供了丰富的治疗理论和经验，为后世内外急症的治疗奠定了基础。

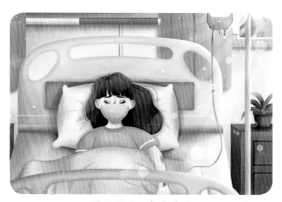

图 5-5-1　危重病症

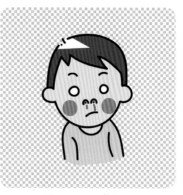

图 5-5-2　鼻衄

晋名医葛洪《肘后备急方》，堪称第一部中医急诊手册，收集了魏晋南北朝时期治疗急诊的经验，包括内、外、妇、儿等诸科。

唐代孙思邈是世界上应用导尿术的第一人。他用葱管插入病人尿道，从葱管另一端吹气导尿，治愈了急性尿潴留病人，较法国医生拿力敦在1860年发明橡皮管导尿要早1206年。《备急千金要方》《千金翼方》中详细论述了急性出血、急性腹痛、暴吐暴泻等急性病症。

《扁鹊心书》说："保命之法：艾灸第一，丹药第二……"这里的"第一""第二"是以使用方便的程度而定的。

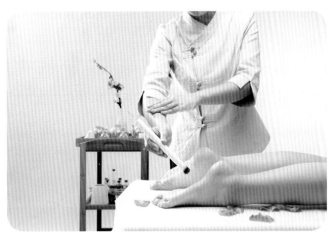

图 5-5-3　艾灸疗法

针灸自古以来即广泛应用于高热、休克、中风、虚脱、吐泻等。哑门、劳宫、三阴交、涌泉、太溪、中脘、环跳、足三里、合谷九个穴位对昏迷、虚脱的急救效果较为突出，被誉为"回阳九针穴"。《诸病源候论》记载了创伤内异物剔除术、肠断裂缝合术和结扎止血法。至明代，王肯堂的《证治准绳》记载了气管缝合术、落耳缝合术、肛门闭锁急救术等外科急救方法，其成就完全可与当时世界的外科水平并驾齐驱，甚或有所过之。

民间常用掐压"人中"穴治疗突然昏厥；在脐心（穴名"神阙"）填盐艾灸治疗

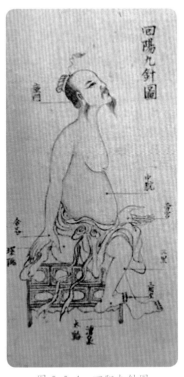

图 5-5-4　回阳九针图

吐泻失水；灸治"百会"穴治疗脑血管意外等，都有良好的效验。

中医急诊源远流长，积累了中华医学几千年的用药知识和经验，具有自身特有的优势，势必在以后的道路上有辉煌的前途。

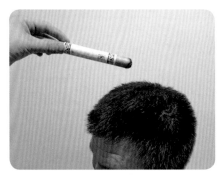
图 5-5-5　灸百会

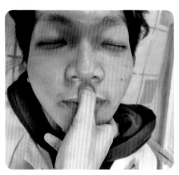
图 5-5-6　掐人中

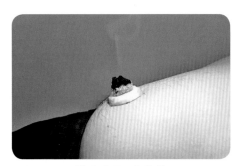
图 5-5-7　灸神阙

耳聪目明医五官

中医五官科主要以耳、鼻、咽喉、口腔及眼科疾病等为主要的治疗对象，形成了许多极具特色及疗效确切的治疗方案。

在春秋战国时期，以《黄帝内经》为主的医籍对口腔的生理解剖、病理以及病症有所论述，并对某些疾病采用针灸疗法。对五官疾病的记载还有龋齿、口疮、咽喉病、齿痛、舌本痛、舌本烂、重舌、舌纵、唇胗、眼疾、耳聋、耳鸣、鼻病等。

扁鹊及其弟子行医到周都洛阳，知周人尊老，即以"耳目痹医"名于时。扁鹊专治耳疾、目病，实则为五官科之最早记录。扁鹊成为历史上最早出现的五官科专科医生。扁鹊的探索以及《内经》有关五官科的基本理论，为五官科专科化提供了理论上的准备。

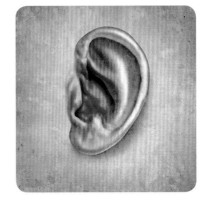

图 5-6-1　耳部疾病

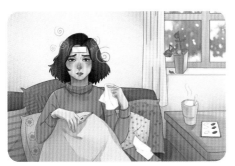

图 5-6-2　鼻部疾病

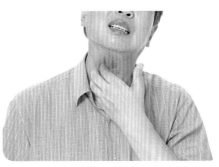

图 5-6-3　咽喉疾病

两晋至隋唐时代，对耳鼻咽喉科疾病的认识无论从深度还是广度上都有很大进步。隋代巢氏《诸病源候论》是我国最早的病理学专著。

《备急千金要方》对耳鸣耳聋的病候分类，在《诸病源候论》分为耳聋、劳聋、耳风聋、久聋、耳鸣等候的基础上，增加了气聋、毒聋、耳聋有脓、耳聋干耵聍不出等病候，说明对耳聋病因病机认识的全面性又有了进一步发展。晋代皇甫谧《针灸甲乙经》在《内经》的基础上进一步明确了针灸穴位，充实和发展了针灸学在耳鼻咽喉科的内容。

王焘《外台秘要》关于耳鼻咽喉科的内容更加丰富，收方300多首，其中耳科110多首，鼻科近50首，咽喉科150多首。《外台秘要》对白内障各期症状都有简单扼要的描述：白内障眼病初起时，患者"忽觉眼前时见飞蝇黑子，逐眼上下来去"。患者病情发展一般缓慢，"渐渐不明，久历年岁，逐致失明"。治疗方法，白内障后期，此宜用金篦决，一针之后，豁然开去而见白日。针讫，宜服大黄丸，不宜大泄。

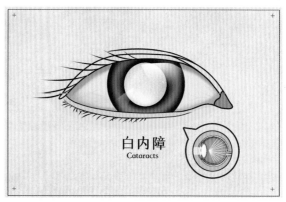

图 5-6-4　白内障

人痘接种重预防

天花是一种烈性传染病，主要通过飞沫吸入或直接接触而传染。严重损坏人容貌的"麻子"，就是感染天花后留下的点点瘢痕。本病患一次之后，一般不再感染，偶有患二次者。

我国在 16 世纪时就已经发明了预防天花的人痘接种法。天花是一种烈性传染病，得病者死亡率非常高。主要为严重毒血症状（寒战、高热、头痛、四肢及腰背部酸痛，体温急剧升高时可出现昏厥）、皮肤成批依次出现斑疹、丘疹、疱疹、脓疱，最后结痂、脱痂，遗留瘢痕。天花来势凶猛，发展迅速，对未免疫人群感染后 15 ～ 20 天内致死率高达 30%。

我国发明的人痘接种法，归纳起来分为以下四种：痘衣法、痘浆法、旱苗法、水苗法。

人痘接种免除了天花的威胁和侵害。它的发明，同活字印刷、造纸术、火药、指南针四大发明一样，是中国人民对人类的伟大贡献。

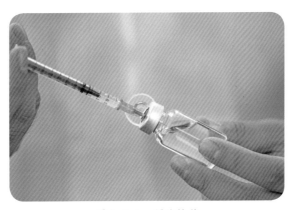

图 5-7-1　预防接种

药食同源共养生

中医养生文化源远流长，博大精深。健康长寿为人人所向往，饮食是我们每天必不可少的，中医药讲求药食同源，合理的饮食和具有一定药用效果的食物可以起到预防健康的作用。

人类的祖先为了生存需要，不得不在自然界到处觅食。久而久之，也就发现了某些动物、植物不但可以作为食物充饥，而且具有药用价值。在人类社会的原始阶段，人们还没有能力把食物与药物分开。这种把食物与药物合二为一的现象就形成了药膳的源头和雏形。也许正是基于这样一种情况，中国的传统医学才说"药食同源"。

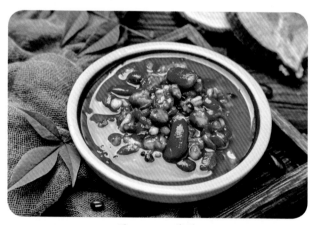

图 5-8-1　药膳

早在甲骨文与金文中就已经有了药字与膳字。而将药字与膳字连起来使用，形成"药膳"这个词，则最早见于《后汉书·列女传》。

《周礼·天官》所载的四种医中，食医居于疾医、疡医、兽医之首。食医的职责是"掌和王之六食、六欲、六膳、百馐、百酱、八珍之齐"。可见当时已经明确了饮食与健康的密切关系。

春秋末期的教育家孔子,对饮食卫生提出了具体要求,如《论语·乡党》中写道"食不厌精,脍不厌细,食鱼馁而肉败不食,色恶不食"等,都是从保健的目的出发的。通过讲究饮食,以防止疾病的发生,保健食疗的目的是明确而自觉的心理和行为。说明食疗药膳的发展已经进入萌芽阶段。《黄帝内经》中共有13首方剂,其中有8首属于药食并用的方剂。其制作方法是将前三种食物研末为丸,以鲍鱼汤送服。主要用于治疗血枯病。说明这时药膳的制作与应用也较成熟。

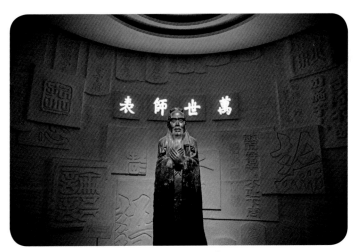

图 5-8-2　孔子像

《神农本草经》是中国最早的一部药物学专著,共收载药物365种,其中载药用食物50种左右,如酸枣、橘柚、葡萄、大枣、海蛤、干姜、赤小豆、粟米、龙眼、蟹、杏仁、桃仁等,包括米谷、菜蔬、虫鱼、禽、肉等"食药物",并记载了这些药物有"轻身延年"的功效。说明当时对于一些食物的药用价值已经给予了重视和肯定。

唐代名医孙思邈在其所著的《备急千金要方》中设有"食治"专篇,至此食疗已开始成为专门学科,其中共收载药用食物164种,分为果实、菜

131

蔬、谷米、鸟兽四大门类。孙思邈的弟子孟诜集前人之大成编成了《食疗本草》。这是中国第一部集食物、中药为一体的食疗学专著，其中还提了一些饮食的建议。

宋代官方修订的《太平圣惠方》专设“食治门”，记载药膳方剂160首，可以治疗28种病症，且药膳以粥、羹、饼、茶等剂型出现。

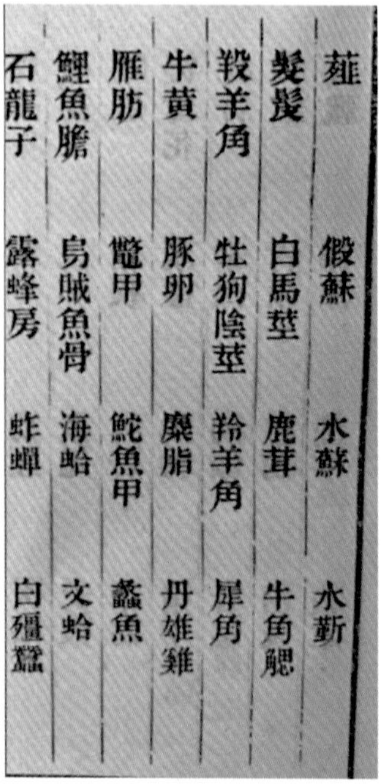
薤 假蘇 水蘇 水蘄
髮髲 白馬莖 鹿茸 牛角鰓
羖羊角 牡狗陰莖 羚羊角 犀角
牛黄 豚卵 麋脂 丹雄雞
雁肪 鼈甲 鮀魚甲 蠡魚
鯉魚膽 烏賊魚骨 海蛤 文蛤
石龍子 露蜂房 蚱蟬 白殭蠶

图 5-8-3　神农本草经

忽思慧所著的《饮膳正要》，是中国最早的一部营养学专著，它超越了药膳食疗的旧概念，从营养的观点出发，强调正常人加强饮食卫生、营养调摄以预防疾病。

近年来，随着生活水平的提高，食疗药膳越来越受到人们的重视。中医学在长期的医疗实践中积累了宝贵的药膳食疗保健经验，形成了独特的理论体系，因而药膳学是中医学的重要组成部分。积极推行中医药膳食疗保健，不仅为中国人民的健康长寿做出了重要贡献，而且对于促进世界卫生保健医学的发展，也具有深远意义。

六、文化交流

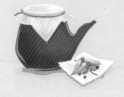

太医署里育名医

隋朝创立的"太医署",是太医们集中办公的地方,相当于现在的医学教育行政机构。以太医署为主要形式的医学教育方式,是现代高等中医药院校的雏形,其中许多符合中医药学教育规律,有利于学生掌握专业知识的教学方法和考核方式也为现代培养中医药人才提供了良好的借鉴。

唐太医署是一座国家医科大学,由皇家直属。太医署由太常寺主管,有太医署令2人,从七品下;太医丞2人,医监4人,同为从八品下;医正8人,从九品下。

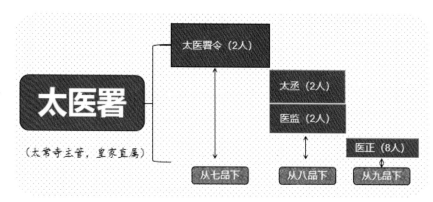

图 6-1-1　太医署组织机构图

太医署里的教学活动也是重要的日常工作之一,而且分科较细,分为医科、针灸科、按摩科、咒禁科和药园科(相当于现代的药学)。太医署分医学部和药学部,学生入学后,必须先学《素问》《神农本草经》《脉经》《针灸甲乙经》等基础课程,然后再分专业学习。我国第一所医学校——唐太医署为唐朝培养了不少医学人才。宋代,把医学校划归"国子监"管理,医学校的规模有了一定程度的扩大。历代不少名医都来自医学校，如宋代朱肱、元代危亦林、明代徐春甫等。太医署在教学活动中，也对古代中医药典籍进行了全面系统的整理，研制了大量在医疗活动中行之有效的医疗工具，对中医药学的发展做出了积极的贡献。

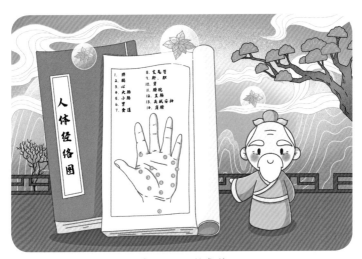

图 6-1-2 针灸科

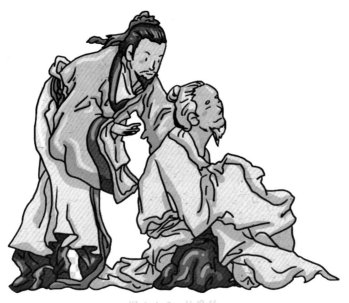

图 6-1-3 按摩科

顶串妙法走方医

　　走方医是中医中非常特别的一个群体，也称"走乡医""串医""走方郎中"或"铃医"等，他们没有固定的出诊场所，而是游走于民间街头巷尾，直接为患者治疗疾病。他们的特点就是针对特定病种方法简便，疗效确切，形成了大量行之有效的治疗方法。

　　走方医奔走于乡间，他们有的肩挑药囊，悬挂药壶；有的背个药箱，里面有包括针灸针、简单的外科手术用具、伤药葫芦等。手摇铜铃、串铃或弹拍竹鼓，在民间流动行医。他们所治的病种，往往是急症、痛症、虫症、吐泻等，治疗效果往往立竿见影，迅速解除病痛。

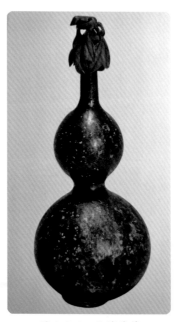

图 6-2-1　伤药葫芦

走方医有三字诀：一曰贱，药物不取贵也；二曰验，下咽即能去病；三曰便，能够就地取材。走方医的秘籍多是口耳相传，是我国民间医学的传承体系，不落文字，蕴藏着原始医学的简洁与直白。

古代名医中不乏曾做过走方医者，扁鹊就是其中的佼佼者，在邯郸时，治疗妇科疾病，在洛阳，成为五官科医生；到达咸阳，就成了儿科医生。孙思邈也是走方医中的高手，相传他在走方行医时，身边曾有一只猛虎，而这只猛虎也是他曾经医治好的"患者"。

清代医药杂家赵学敏编纂了《串雅》一书。分为《串雅内编》和《串雅外编》，主要介绍了民间防病的经验，同时记载了民间许多有效的急救方法，总结了走方医的截、顶、串的三种特殊治疗方法，成为至今为止保留比较完整的有关走方医学的记录，为后世中医学者们提供了宝贵的治疗经验。

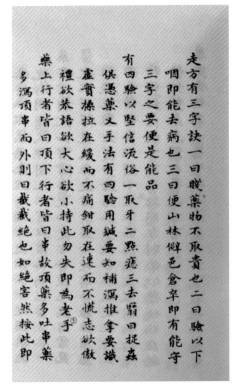

图 6-2-2　串雅内外编

坐堂济世悬壶术

　　"悬壶"也是古代中医的标志，"坐堂悬壶"代表了中医医家行医济世，解救大众病痛疾苦的职业形象。中医在古代又称"坐堂医"，其典故始于1000多年前东汉名医张仲景，从"悬壶"到"坐堂医"，中医医疗的典型模式也是呼之欲出。

　　"壶"是葫芦的古称，是古代道家的象征之一，在中医特指的就是盛药的葫芦，即"药葫芦"。"悬壶"就是行医的意思。起初，药葫芦只不过是一种行医、卖药的"招幌"而已，但后来医家挂药葫芦还有深意：一是向世人表明其"悬壶济世"之宏愿；二是葫芦保存药物确实比其他的容器如铁盒、陶罐、木箱等更好，因其有很强的密封性能，潮气不易进入，容易保持药物的干燥。

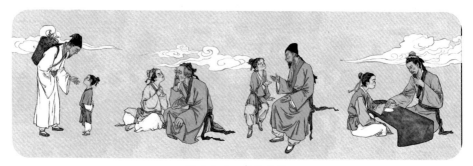

图 6-3-1　中医行医

　　后来人皆称卖药者、行医者为"悬壶"，美称医生职业为"悬壶济世"，时至今日，仍有不少行医者悬葫芦在诊室当作行医的标志。

　　相传，医圣张仲景自幼遍览群书，尤爱钻研医学。曾任长沙太守（相当于现在的长沙地方长官），为方便劳苦大众看病，就在公事繁忙之余，把府衙当作诊病的场所，因此就有了"坐堂医"的说法。经过历代的发展，后世中医出诊的场所多以"堂"命名，逐渐形成了"中医坐堂，前店后场"，门诊与中药药铺相结合的特色医疗模式，涌现出了同仁堂、保和堂、胡庆余堂等著名的中医药医疗品牌。

同仁堂自 1669 年开设，至今已有三百多年的历史，历代恪守"炮制虽繁必不敢省人工，品味虽贵必不敢减物力"的传统古训，是中药的标志性品牌之一。杭州"胡庆余堂"是清代的"红顶商人"胡雪岩于光绪四年（1878年）所创办的中药房。晚清时期民间有俗语云"北有同仁堂，南有庆余堂"。一直以"采办务真，修制务精"为制药祖训，以"是乃仁术，真不二价"为经营理念。陈李济，寓意"陈李同心，和衷济世"，这是我国现存最古老的中药老字号之一，至今生机勃勃，比同仁堂还要早 69 年；这是一家创造了吉尼斯世界纪录的"最古老的正在运营的制药厂"，这是一块见证我国中药400 年发展历史的"活化石"。

医德为先育杏林

　　历代医家不仅重视医术，也注重医德的修养，医德高尚、医术精湛的故事也广泛流传，待患如亲、大医精诚成为每位医生的行为准则和不懈追求，历代中医也有杏林春暖、橘井泉香等美丽的中医故事。

　　对于医生医德的论述，早在唐代药王孙思邈的著作《备急千金要方》的前言中就指出了基本的准则，首先是认真投入，其次是要有体谅患者病痛的恻隐之心，再就是要有无论患者身份、贫富一视同仁的精神。

　　三国名医董奉为乡邻治病不收分文，反要求治愈者按病重程度的不同种植一到五株杏树。几年后，杏树已有十万余株。杏子成熟时，董奉贴出告示：凡购买者一律用稻米交换。曾有一人"置谷少而取杏多"，林中老虎便怒吼而追之。"虎守杏林"的故事由此流传下来。

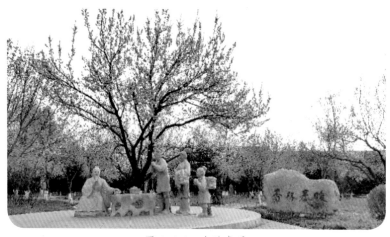

图 6-4-1　杏林春暖

有个叫苏耽的放牛娃，跟郎中上山时，发现了橘树的功效。时值瘟疫流行，他用屋前井水煎熬，救济前来求诊的病人，而且分文不取。后来"橘井"一词慢慢演化成中医无私奉献，解救大众的象征。

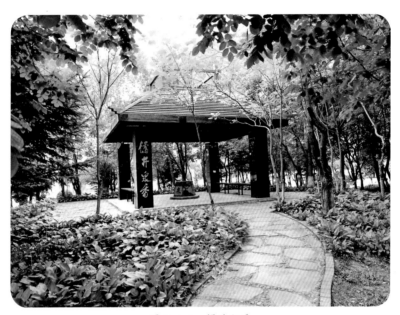

图 6-4-2　橘井飘香

洗冤公正立法医

法医在中国古代又称为"仵作"，其中最有名的代表是宋慈，许多侦破疑案、正法洗冤、伸张正义的故事广为传颂，留下了千古流传的佳话。

法医在中国有悠久的历史，早在部落联盟尧舜禹时期，就专设了一种"士"官来负责司法检验与审判。皋陶就是这时期著名的"士"，堪称华夏民族首任大法官，传说在办案时对那些怀疑有罪的人，常常牵着一头浑身披着青色长毛的独角兽，叫作獬豸，传说独角兽有某种神力，能用兽角顶向有罪的人。

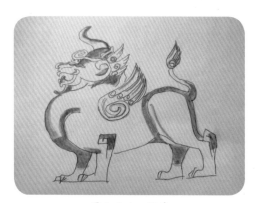

图 6-5-1　獬豸

宋慈，字惠父，福建建阳市童逊里人，出身于官宦世家，受业于同邑吴稚门下，吴稚是朱熹的弟子。因此，他与当时很多有名的学者交往。《洗冤集录》集前人验尸经验之大成，以作者宋慈从事司法刑狱工作所积累的丰富验尸经验为基础，并结合当时传世的尸伤检验诸书，加以综合、核定和提炼。这是一部具有重要历史意义的法医学著作，流传甚广，成为当时官员必读之书。

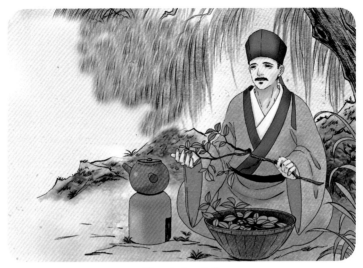

图 6-5-2　宋慈

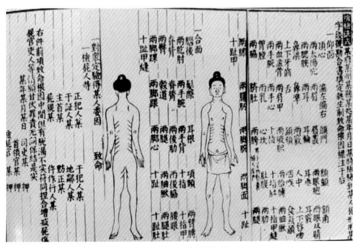

图 6-5-3　洗冤集录

在《洗冤集录》中介绍了许多行之有效的刑侦方法，其中最突出的就是"银针试毒"，如果死者是由于中毒而死亡的，那么用银制品进行检验时，就会变黑，这在现代来看都是符合科学观点的，可见我国古代的法医水平也是一直在世界处于领先水平的。

中华医术传海外

　　中医学诞生于中华大地，在漫长的发展过程中，不断进行国际的医药及文化交流，最多流传至朝鲜、日本，同时也远至欧洲等国，为人类的健康事业做出了卓越贡献。

　　中朝两国山水相连，从新罗国起，中医最早开始传入朝鲜，公元 514 年针灸术传到朝鲜，朝鲜也存有自绘针灸铜人，朝鲜名医许浚于 1611 年编撰了《东医宝鉴》，引述 80 余种中医典籍，是集朝鲜中医学研究成果之大成的一部中医学专著。

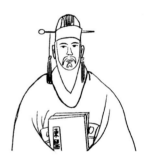

图 6-6-1　许浚

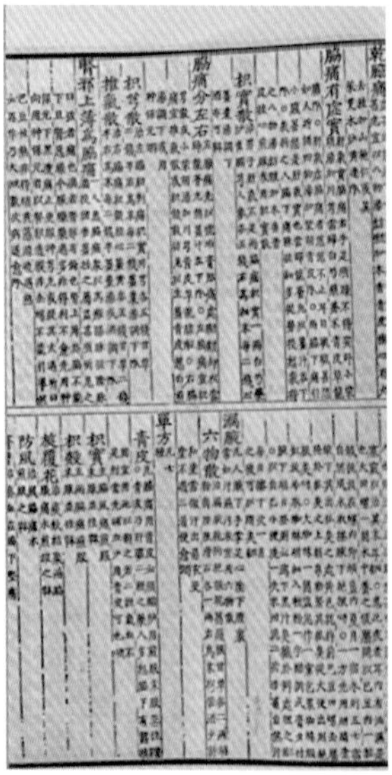

图 6-6-2　东医宝鉴

中医学传入日本的时间也较早，其中规模最大的是743年，高僧鉴真（姓淳于）赴日本传授佛学和医学。鉴真率领弟子数十人6次渡海，历时10年，于754年到达日本，我国医学知识和医书大量输入日本，并且翻刻多种版本，在日本逐渐形成了习称的"汉方医学"，并且这种文化也影响了日本一代又一代的人。

中国与越南的医药文化交流也很频繁，孙思邈也被越南人民称为"药王"，供奉在先医庙中。中国与阿拉伯医药文化交流也比较多，除医学著作之外，还通过"丝绸之路"开展了药材贸易，其中以乳香、没药、血竭等为主。

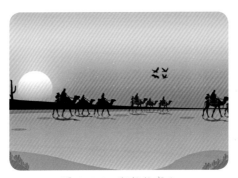

图6-6-3　阿拉伯商队

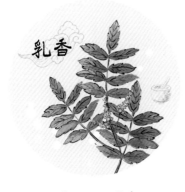

图6-6-4　乳香

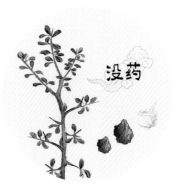

图6-6-5　没药

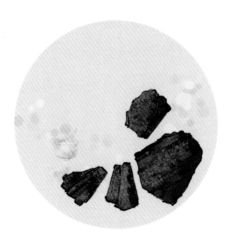

图 6-6-6　血竭

　　近代，中医药交流达到了前所未有的高峰，尤以针灸推拿为代表，深受外国友人的信赖。国内中医研究员也经常受到邀请，到国外进行学术交流，大大推进了中国医药的发展。

口传心授传薪火

在古代，中医就有"家传"和"师授"的传统，名师出高徒，名师带教有方，高徒勤学得法，是历代中医人才培养的模式。自古以来，代代相传，不仅积累了宝贵经验，也留下了一段段佳话。

古人认为医学技术性极强，故对一般人秘而不传。唯有医师子女或被老师认定为有慈悲之心并且有志于医学的人，才有资格学习继承。

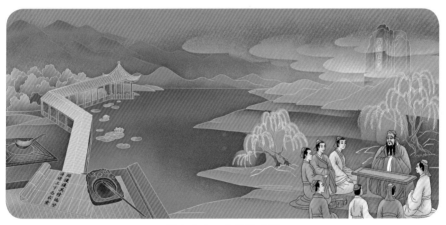

图 6-7-1　孔子授业图

中医的许多知识和技能需要"身教"和"意会"。因此，具有较高医学水平的教师会选择对中医学有浓厚兴趣、热爱中医事业的人，收为徒弟。

我国中医脑病学科奠基人何世英，在内、妇、儿科诸领域均有所创建。何世英是以书童的身份走进北平华北国医学院的，在照顾主人之余，天天站在教室外偷听。日久被施今墨先生发现，与之谈论中医问题竟对答如流，特许进入教室听课，允许一侧跟诊学习。

中医的经典培养模式是临床带教式，即老师出诊行医，徒弟跟师出诊，抄方抓药，增进了临床技能。师承教育改变了传统课堂上老师只是一味"灌输"，学生只是一味"接受"的乏味现状，通过接触临床点燃学生学习热情，是一种行之有效的"实践＋理论"的模式，值得今人借鉴。

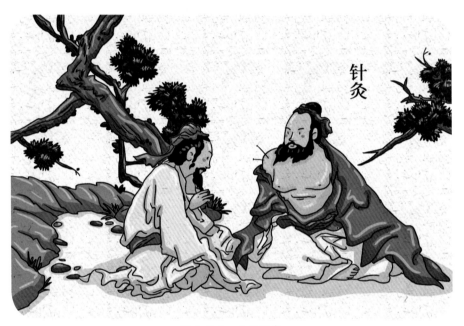

图 6-7-2　古代针灸

在中医学悠久的历史中，主要的教育形式为师承教育和学校教育。师承教育为一大特色，与中医学同步发展，对继承和发展名老中医的学术思想起到了重要作用。

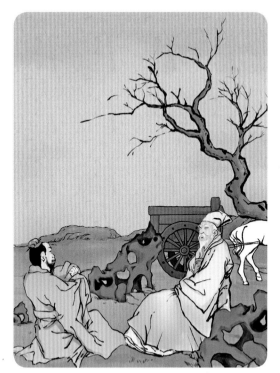

图 6-7-3　拜师图

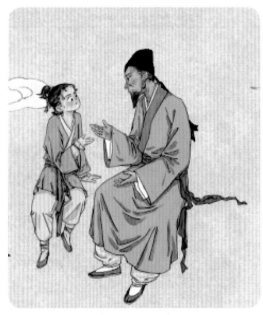

图 6-7-4　师承

七、现代中医

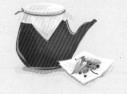

中西交融传心法

20世纪西方医学在中国的广泛传播和发展，引起了中医界的普遍重视。一些受到近代科学思想影响的人，承认西方医学的先进之处，也认识到中西医各有所长，迫切探索发展中国医学的道路，试图把中医学术和西医学术加以汇通，逐渐形成了中西医汇通的思潮和学派，对后世有较大的影响。

唐宗海（1862—1918），字容川，四川彭县（今四川省彭州市）人，"中西医汇通派"创始人之一。著有"中西汇通医书五种"，包括《中西汇通医经精义》《伤寒论浅注补正》《金匮要略浅注补正》《血证论》《本草问答》等。

唐宗海为人熟知，首先因为他是中国近代第一位提出"中西医汇通"口号的医家，其次是因他的《血证论》。

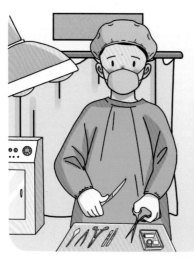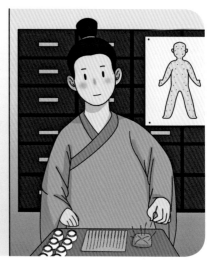

图 7-1-1　中西医差别

其实他更与众不同的是打破了历代儒医的传统生成模式——"业儒不就，因习医"。他是明清以来的大医家中，唯一中了进士的。进士是科举考试的最高功名，根据清朝的制度，考中进士，一甲即授官职，其余二甲参加翰林院考试，学习三年再授官职，总之是功名的尽头，仕途有了保证。中了进士不任官的，实在少见。

恽铁樵（1878—1935 年），名树珏，别号冷风、焦木、黄山，江苏省武进县孟河（今江苏省常州市孟河镇）人。自幼孤苦，父母早亡，由叔父收养，因之苦读经书，才思敏捷。中年以后因三子均亡于伤寒，乃奋力钻研医学，就学于名医汪莲石，日为人治病，夜握笔著书，十几年间著作达 25 种之多，后统名《药庵医学丛书》共 8 辑。

恽氏非常注重理论联系实践，主张在继承前人学术思想的基础上，吸收新知以补充、提高和发展中医药学。他认为，欲使中医学进步演进，必须"发皇古义""融会新知"，取长补短，"吸取西医之长与之合化以新生中医"。他认为中西两种医学之间应该相互沟通、取长补短。但同时亦强调"断不能使中医同化于西医，只能取西医学理补助中医，可以借助他山，不能援儒入墨"。恽氏从维护中医、发展中医的角度，倡导中西两种医学沟通，具有一定的积极意义。

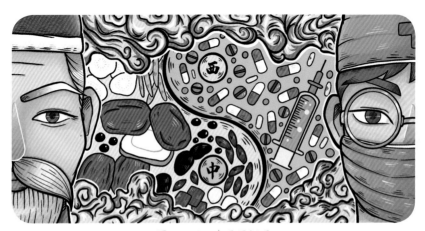

图 7-1-2　中西医汇通

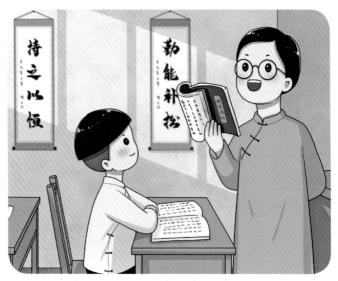

图 7-1-3　中医学校教育

张锡纯（1860—1933 年），字寿甫，河北省盐山县人，中西医汇通学派的代表人物之一，近现代中国中医学界的医学泰斗。1916 年，张锡纯在沈阳创办中国第一间中医医院——立达中医院。1928 年定居天津，创办国医函授学校。由于他有高明的医术和特殊的地位，故医名显赫。1930 年，张锡纯在天津创办国医函授学校，培养了不少中医人才。张锡纯的学术思想与治学方法都适应了历史前进的潮流，并且抱有力图"把中华医学大放光明于全球之上"的思想，深受后人的尊敬。

《医学衷中参西录》是张锡纯一生治学临证经验和心得的汇集。全书逾百万言，学者多感百读不厌，关键在于其内容多为生动详细的实践记录和总结，而绝少凿空臆说。其中张锡纯自拟方约 200 首，古人成方或民间验方亦约 200 首，重要医论百余处，涉及中西医基础和临床大部分内容，几乎无一方、一药、一法、一论不结合临床治验进行说明。重要方法所附医案多达数十例，重要论点在几十年临证和著述中反复探讨，反复印证，不断深化。因此，张锡纯被尊称为"医学实验派大师"。

赤脚医生济民众

赤脚医生是中国20世纪60～70年代中期开始出现的名词，指一般未经正式医疗训练，仍持农业户口，一些情况下"半农半医"的农村医疗人员。

"赤脚医生向阳花，贫下中农人人夸，一根银针治百病，一颗红心呐，一颗红心，暖千家，暖千家。出诊愿翻千层岭，采药敢登万丈崖，迎着斗争风和雨，革命路上啊，革命路上，铺彩霞，铺彩霞。"这首《赤脚医生向阳花》是1975年中国一部名叫《红雨》的电影里面的插曲。通过歌曲和电影可以了解到，赤脚医生是指中国农村人民公社时期，生产大队中不脱产的初级卫生保健人员。他们是受过一定时期培训，掌握简单医疗卫生常识和技能，仍持农村户口的基层卫生工作者。

1968年9月14日，毛泽东主席亲自批准《人民日报》刊载发表了《从"赤脚医生"的成长看医学教育革命的方向》的文章后，"赤脚医生"这个名词迅速红遍中国大江南北，从此，"赤脚医生"成为半农半医的乡村医生的特定称谓。

赤脚医生一般从行医世家子弟和回乡知识青年略懂医术者中挑选，集中到县医院或卫生学校、乡卫生院等机构进行短期培训，然后回到所在生产大队，一面参加农业生产劳动，一面为社员防病治病，并从事卫生防疫和计划生育等工作。由于他们生活在农民中，本身也是农民，所以被亲切地称呼为"赤脚医生"，1985年后改称为"乡村医生"。

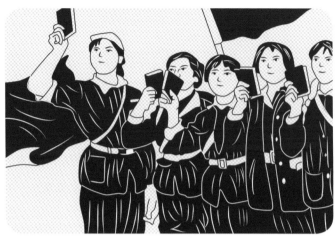

图 7-2-1　工农兵学员

　　赤脚医生普遍使用中草药为农村群众治病，促进了中医药在农村中的发展，赤脚医生是农村合作医疗制度的执行者、承担者，对方便农民就医、改善农村医疗条件、开展卫生防疫工作、提高农民健康，起到了积极的历史作用。

百花齐放学术兴

民族医药是中国少数民族的传统医药。民族医药是祖国医药的重要组成部分，在历史上为民族地区的繁荣和发展做出了重要的贡献，并留下了许多经典著作。

1. 雪域藏医

在西藏有一个传说，牧民扎西央宗的母亲忽患恶疾，腹部右肋下出现一肿块，腹痛难忍，恶心、呕吐，甚至吐血，日渐衰弱（此为现代医学中肝癌的症状），扎西央宗为给患有恶疾的母亲治病，依族中长者的指引上雪山采药。在雪山上他发现了一块刻有经文的石壁，惊异之余，扎西将经文拓下带回族中。经族中长者辨认，这是一组治疗恶疾的藏药组方。他随即按秘方采药，并按其中记载的秘法炮制，给久病卧床已奄奄一息的母亲服用。母亲服用后不久，竟然奇迹般地好了起来。这个传奇故事从此在藏族民间广为流传。这就是记载在《四部医典》里的藏药秘方"回天丸"，也反映出藏医所具有的神奇疗效。

藏医理论认为，人体内存在着"隆"（气）、"赤巴"（火）、"培根"（土和水）三大因素；饮食精微、肉、血、脂肪、骨、骨髓、精七种物质基础；大便、小便、汗液三种排泄物。认为人生病的原因在于环境、气候和饮食起居的影响及体内三大因素的失调。其诊断方法亦采用望闻问切，尤其重视舌苔与早晨首次小便的变化。将疾病分为热症与寒症两大类，并将病人分为"隆"型、"赤巴"型和"培根"型。药物治疗分内服和外治两种。内服药物采取"热者寒之""寒者温之"的原则。外治有灸疗、放血、拔罐、热酥油止血、青稞酒糟贴敷外伤患处等。常用药是由多种药物配制的成药，共有1400多种，其中一部分为青藏高原特产。

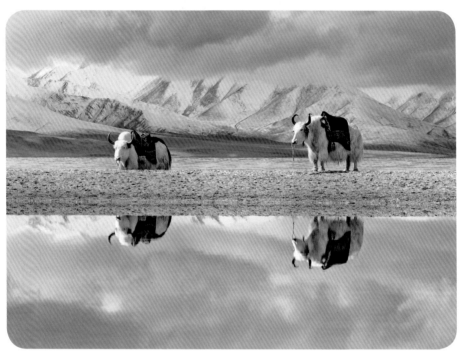

图 7-3-1　西藏

8世纪下叶，闻名于世的藏医学家宇陀·云丹贡布，系统掌握了藏族医学理论与技术，又游学于中国内地和印度等地，考察学习中医学和印度医学经验和理论知识，经过数十年的实践和钻研，编著成藏医学史上最富有影响的医学典籍《四部医典》（藏名《据悉》）。该书共分四个部分，内容从基础理论到各科临床实践，包括人体解剖、胚胎发育、病因病理、治疗原则、临床各科、方剂药物、诊断与治疗器械等，内容极为丰富。宇陀·云丹贡布对藏医学的建立和发展做出了巨大贡献，他也因此受到代代藏医和藏族人民群众的普遍尊敬，被列为"吐蕃九名医"之首，被称为"雪域医圣宇脱王"。

2. 草原蒙医

蒙古族的祖先常年在辽阔的草原上过着逐水草而游牧、狩猎的生活。四野临时住宿，饮食且以牛羊肉及乳汁为主。在与自然界的各种动物、植物、温泉、矿泉、矿物等广泛的接触之中，逐步发现了能够医治疾病的药用动物、植物、矿物，并将之反复应用于各种疾病的治疗，不断总结、积累，并全靠言传身教。

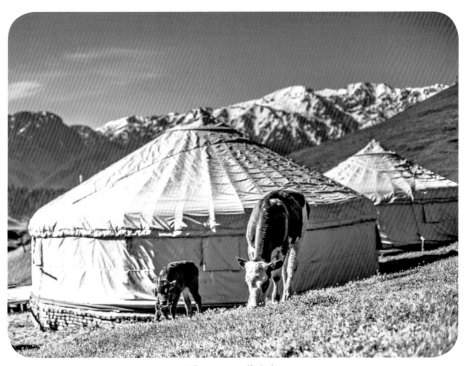

图 7-3-2　蒙古包

蒙古族医学汲取了藏医、汉医及古印度医学理论的精华，形成了以阴阳五元学说为指导的整体观和对六基症的辨证施治。六基症理论为"赫依、希拉、巴达干、血液、黄水、黏虫"。把疾病的本质归纳为寒热两种，把发病部位归纳为脏腑、黑脉、白脉、五官等。蒙医理论认为发病本身的内在条件是指三根七素，即内因；致病因素指外界因素，即外缘。三根出现偏盛偏衰等反常状态而失去平衡时，就产生了疾病，这是病理活动的基本原因。蒙医认为，人体的生命现象，是一个综合性的复杂的活动过程，内部消化系统，外部言听视行，都不是孤立进行的，在医疗疾病过程中，不能只看表面现象，而要辩证地进行全身的综合分析才能得出正确的诊断。蒙医有着放血疗法、拔罐穿刺法、灸疗术、酸马奶疗法、蒙医正骨术等特色疗法，适于防治草原多发病、常见病。

3. 西域维医

长寿是人类永恒的话题，那些长寿老人特别多的地方，总是让人们想前去一探究竟。联合国规定，长寿地区的标准是每百万人口中要有75位以上百岁老人。目前，全世界有5个地方被国际自然医学会认定为"长寿之乡"，其中中国新疆和田被称为"长寿地区"。科学家在研究新疆和田地区游牧民族长寿原因时发现，长寿老人基本上是维吾尔族，究其原因，与维吾尔医药学是分不开的，虽然他们长期生活在缺水干旱的沙漠边缘，但长期食用"昆仑山冰雪水""阳光下的水果、干果""维吾尔药茶"的人却有着超强的生命力。

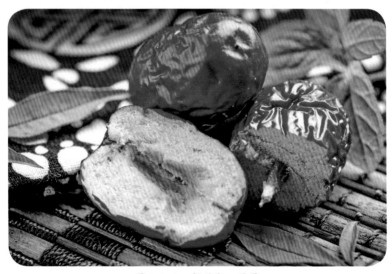

图 7-3-3　新疆和田干果

维吾尔医学认为，体液（合立体）及其气质（密杂吉）学说是维吾尔医学对疾病的诊断、治疗和预防中应用最基本的理论根据。体液（合立体）学说是说明人体四种体液的由来、种类及应用的学说。体液分胆液质、血液质、黏液质和黑胆质。四种体液在各自的数量和质量上保持一定的平衡，表明人体处于正常的生理状态，反之为处于病理状态。气质（密杂吉）学说是说明气质的来由、划分类型及其应用的学说，它分为正常气质（密杂吉木提地力）和异常气质（密杂吉那木提地力）两大类，维吾尔医学认为，人体是一个有机的整体，当某一种体液质量发生异常变化则会发生疾病，将一切疾病的发病原因分为内因、外因和不内外因三大类。维医维药对预防肿瘤、心血管病、皮肤病、糖尿病有独特效果。

4. 竹楼傣医

傣族主要生活于中国云南德宏、西双版纳、耿马、孟连等地区，有源于梵文的拼音文字，现通行西双版纳文（傣勐），多信奉小乘佛教。在傣族人民中长期流传着一个关于傣族医学的传说：萨版尤召（释迦牟尼）在世时，曾教给龚麻腊别采药治疗的办法，传授给他一桶巴（口袋）草药，其中很多是根茎，并嘱托他依样找药为人民治病。后来萨版尤召病了，派侍者阿妈蒙（猴子）去找医生，但猴子贪玩，耽误了时机，待龚麻腊别知道后赶来，在途中听说萨版尤召已病逝，他难过得把整桶巴草药全部撒在几扎古山，从此各种草药就漫山遍野生长起来。龚麻腊别又把用药治病的方法告诉人们，人们传抄下来，这就是世界上医药的来历，傣族从那时起便有了医药。

傣医认为，自然界存在风、土、水、火"四塔"，而人体同样由风（气）、水（血）、火、土"四塔"构成。四者平衡则身体健康，四者不平衡则人生病。在疾病的诊断中也是运用四塔理论为指导来进行望、闻、问、摸等手段诊断疾病，并总结出一套独特的治疗方法。治疗方面也是根据四塔之盛衰，选用四个成方并配伍其他药物以调节患者体内四塔之间的平衡，从而达到治病目的。傣医还根据当地气候特点，将一年分为冷、热、雨三季，选用不同的方药治疗不同季节的疾病。傣医治疗疾病，除采用内服、外用、内外合治三种治法外，还有一些独特的治疗方法，如睡药、敷药、蒸药、熏药、研磨药、刺药等。现存傣医药文献有《嘎牙山哈雅》《玛弩萨罗》《药典》《医书》《药书及病理》等。傣医常用成方有万应小药丸、五宝药散、大成金丹以及目疾咽痛方等。

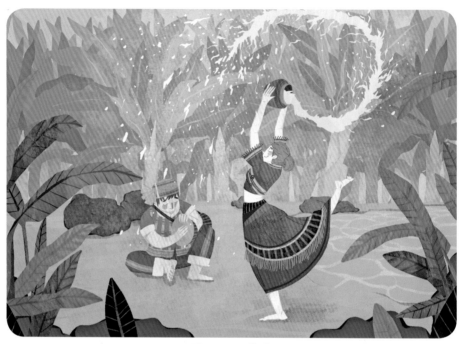

图 7-3-4 傣族

中医教育谱新篇

中华人民共和国成立后，中医教育事业走上了以院校教育为主体，函授教育及师承教育为辅的中医教育体系的道路，为中医事业培养了大批人才，促进了中医事业的快速发展。

1956 年，中国设立了北京中医学院、上海中医学院、广州中医学院、成都中医学院 4 所中医高等院校，中医药的高等教育进入快速发展轨道，中医的人才培养模式转向了院校教育。

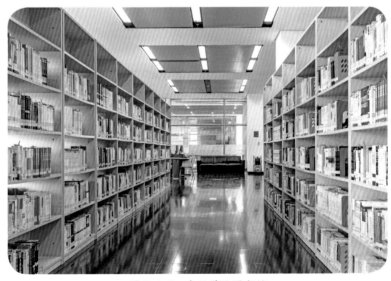

图 7-4-1　中医学院图书馆

至 2015 年年底，中国高等中医药院校已发展到 24 所，其中 19 所更名为中医药大学。目前，已经形成了高等教育、职业技术教育、成人教育并举，专科、本科、研究生、博士后等多层次、多规格的中医教育体系。

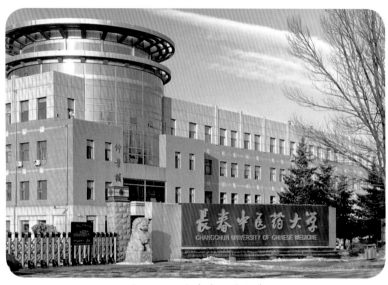

图 7-4-2 长春中医药大学

师承教育是千百年来中医药人才培养的重要途径，是传承中医药学术思想、经验和技术专长的有效方式，以言传身教、传承学术经验为特点，以中医药理论认识、实践经验、思辨特点、认知方式、道德修养为主要内容，以跟师学习为主线，是中医药学得以延续和发展的主要形式。

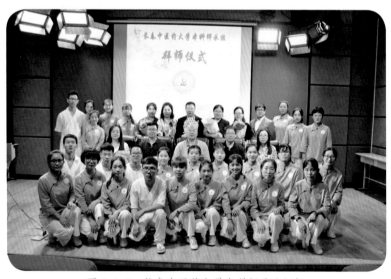

图 7-4-3 长春中医药大学本科师承班汇报

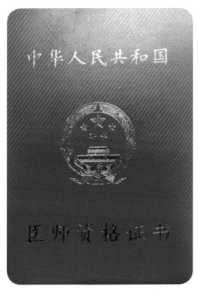

图 7-4-4　医师资格证书

　　中医函授教育是高等教育的重要组成部分，通过以函授、自学为主，面授为辅的教学形式，有组织、有计划、有步骤、全面系统地学习中医学基础理论、临床课程和一定的现代医学知识，培养具有大专毕业水平的中医师。

　　中国在 20 世纪 80 年代涌现了一批以光明中医函授大学为代表的中医函授大学，培养了众多的中医实用人才。

　　医学领域的知识更新速度快，中医师也需要经常接受继续教育，不断更新自己的技术能力，提升自己的专业水平，中国国家卫生行政部门制定执业医师每年注册时，必须有继续教育学分的规定。中医继续教育项目的形式也丰富多彩，形成了以名老中医临床经验培训班为特色的体系。

中医妙法驱大疫

中医在 2003 年的 SARS 中发挥了独特的作用，令中医药更具魅力，国际主流社会和主流医学界开始重视中医药。

2003 年初春之际，一场突如其来的不明原因的传染病以令人措手不及的速度袭击了中国广大地区，并扩散至东南亚乃至全球，这就是习称的"传染性非典型肺炎"，简称其为"非典"，世界卫生组织命名为严重急性呼吸综合征（severe acute respiratory syndrome，SARS）。

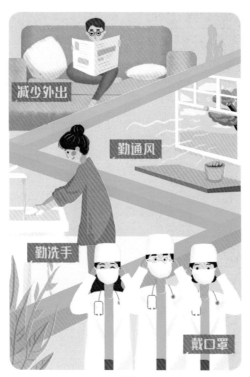

图 7-5-1　众志成城抗"非典"

世界卫生组织专家组成员马奎尔博士 2003 年 4 月 7 日在广东省实地考察时由衷地发出赞叹："中医治疗非典型性肺炎的效果非常神奇！"世界卫生组织专家詹姆斯博士在广东省中医院第一附属医院考察时，也对中医治疗"非典"的良好疗效给予了高度评价："平均退热时间缩短至 7 天，住院时间为 18 天左右……跟其他医院相比，这一经验值得研究与学习。"最让人感到兴奋的是，世界卫生组织官员说："中医药的疗效值得推广。"

"非典"符合《素问·刺法论》"五疫之至，皆相染易，无问大小，病状相似"的论述，属于中医学瘟疫、热病的范畴。中医称流行性传染疾病为外感病邪，治疗原则是扶正祛邪。通过中药增强患者的体质和抗病能力，同时排毒，把病邪排出体外，而不是杀死病毒。大家知道，病毒会变异，中医不管病毒如何变异，只注重把不同病毒排出去。诊断方法是望闻问切，运用整体观念，辨证论治，对症下药，能及时投药治疗，因此疗效高、好得快，副作用较轻。SARS 之后，国际主流社会和主流医学界开始重视中医药。

2020 年，同样新春之际，新型冠状病毒肺炎（*Corona Virus Disease 2019*）简称"新冠肺炎"肆虐全球，以其传染性强、危害性大的特点对人类产生了极大的冲击。中医药在此次疫情防控和治疗中彰显了独特的魅力，贡献了重要力量。

新型冠状病毒肺炎疫情发生以来，中医药界专家按照"一人一方、辨证施治"的治疗原则在多地进行治疗。

张伯礼率领中医"国家队"入驻江夏方舱医院，对患者主要进行中药治疗，此外还有打太极、练八段锦、按摩、敷贴，针灸等中医疗法。截至"休舱"，实现了"三个零"：病人零转重、零复阳，医护人员零感染。这表明用中药完全可以达到治疗轻型、普通型新冠肺炎的目的，其疗效主要体现在缩短痊愈的时间、降低转成重症的比例方面。中医药在改善发热、咳嗽、乏力等症状，以及在缩短治愈时间、减少转化为重症等方面都取得了良好的疗效。

国内中医药专家第一时间在各地使用了非药物治疗的方法：香囊、空气熏蒸、艾灸、食疗、情志、中医功法、按摩、代茶饮、足浴、耳穴、刮痧、针刺、拔罐、穴位贴敷等，以此增强抵抗力，有助于扶正固本。《内经》有云"邪之所凑，其气必虚"，又云"正气存内，邪不可干"，均言明正气的盛衰决定疾病的转归和预后。因此如果人们自身的抗病能力上升，对于控制疫情将有极大作用。

此次抗击新冠肺炎疫情中，中医药及中医特色治疗取得了良效。

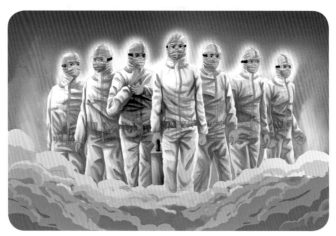

图 7-5-2 "新冠"战场

启古纳今融新知

"启古纳今"，体现了中医药事业"继承不泥古，发扬不离宗"的发展思路。"启古"，就是善于开启中国古代文化的宝库，不断继承、发现和挖掘古代中医药学的精华，重视和遵循传统中医药教育的规律，汲取传统中医药教育的经验。"纳今"，就是要广纳现代科学技术并根据中医药学内部的规律客观地认识、研究、丰富和发展中医药学。

说到减肥，如今已经不是什么新鲜的词汇，无论是出于对健康的考虑，还是女性为了追求姣好的身材，减肥对于现代人早已不再陌生，如今减肥的方式也是五花八门，而穴位埋线减肥就是当今除药物、运动减肥以外，另一个非常好的方式。正可谓在传统针灸基础上的创新，为针灸的发展开创新领域。

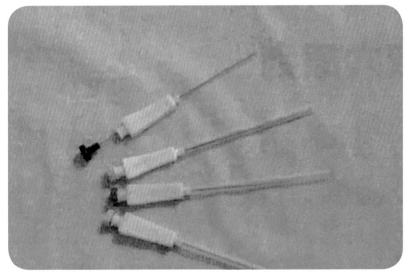

图 7-6-1　穴位埋线针

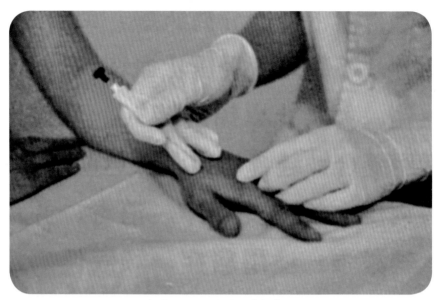

图 7-6-2　穴位埋线操作

　　穴位埋线是将羊肠线等埋入穴位，一方面利用肠线作为异性蛋白埋入穴位可提高机体应激、抗炎能力；另一方面，肠线在组织中被分解吸收，对穴位起到持续刺激作用，以达到治病的目的。埋线疗法适应广泛，一般来说，凡能用针刺疗法治疗的疾病，均可应用穴位植入疗法治疗，尤其对疼痛性疾患、功能性疾患、慢性疾病疗效显著。

　　电针是指用针刺入腧穴"得气"后，在针上通以（感应）人体生物电的微量电流波，分为连续波、断续波，以刺激穴位，达到治疗疾病目的的一种疗法。具有调整人体功能，加强止痛、镇痛，促进气血循环，调整肌张力等作用。电针和手法运针是两种不同性质的刺激，电针是依赖电流的作用来兴奋穴位组织，而手法运针则是借助提插捻转等机械动作达到刺激穴位组织的目的。不过在此可以看出中医人利用现代科技对疾病诊治方法的探索。

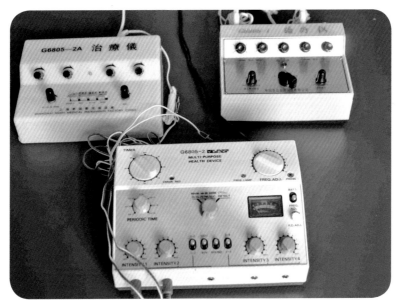

图 7-6-3　电针仪

中药资源出国门

中药是中医治病的主要手段，中药复方又是中药的主要使用方式。中药产业国际化，为全人类健康服务，是许多中药企业的梦想。

2010年8月7日，中国天士力集团生产的复方丹参滴丸完成美国食品药品监督管理局（FDA）临床中心试验，成为中国第一例被FDA认可的中成药，为中药国际化迈出了可喜的一步，开启了中药国际化的大门。

2012年，地奥心血康胶囊以治疗性药品身份通过荷兰药品评价委员会的批准，获得该国上市许可。

地奥心血康胶囊，用于预防和治疗冠心病、心绞痛以及瘀血内阻之胸痹、眩晕、气短、心悸、胸闷或痛症。

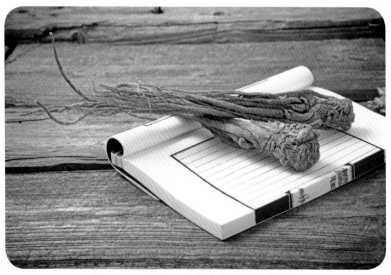

图 7-7-2 地奥心血康胶囊中的主药当归

2013 年，血脂康胶囊通过了美国 FDA 的二期临床试验。血脂康胶囊用于脾虚痰瘀阻滞证的气短、乏力、头晕、头痛、胸闷、腹胀、食少纳呆等，也可用于高脂血症，以及由高脂血症、动脉粥样硬化引起的心脑血管疾病的辅助治疗。

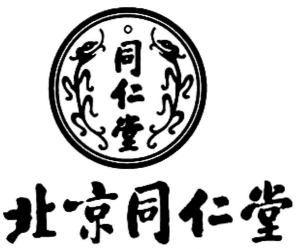

图 7-7-3　北京同仁堂

北京同仁堂（集团）有限责任公司是一家历史悠久的中药制造商，已经在全球 25 个国家和地区开设了 115 家药店。北京同仁堂借助海外华人推广中医药文化，逐渐打开市场；加强传统中药的二次改进，创建自己的中药国际标准，并与西药国际标准双向接轨，在细分目标市场的基础上，采取灵活多样的合作方式。"以医带药"的同仁堂国际合作模式带动了中药销售，取得了成功。

2012 年，中国政府制定了《关于促进中医药服务贸易的若干意见》，中医药服务贸易成为中医药走向世界的战略选择。它涉及医疗、教育、科研、产业等多领域，在全球开展中医药服务贸易，有利于快速提升中医药服务能力，增强中医药服务产品国际竞争力，扩大中医药服务应用范围，提高中医药服务的认可度，进一步促进中医药的国际传播和发展。可以预见，中医药服务贸易将为中医药通往世界打开另一扇门。

国家关心促发展

中华人民共和国成立以来，党和国家高度重视中医药工作，制定了一系列保护和扶持中医药的方针政策，并在实践中不断丰富和完善，有力地保障和促进了中医药事业的发展。

1950年，毛泽东同志为第一届全国卫生工作会议题词："团结新老中西各部分医药卫生工作人员，组成巩固的统一战线，为开展伟大的人民卫生工作而奋斗。"这次会议将"团结中西医"列为我国卫生工作"四大方针"之一。1954年毛泽东同志又提出："重视中医，学习中医，对中医加以研究整理，并发扬光大，这将是我们祖国对全人类贡献中的伟大事业之一。"

1958年10月11日，毛泽东同志在对卫生部（今国家卫生健康委员会）党组《关于组织西医离职学习中医班总结报告》批示中，提出了"中国医药学是一个伟大的宝库，应当努力发掘，加以提高"这一影响深远的著名论断。

1982年，我国《宪法》明确规定"发展现代医药与我国传统医药"。1985年，中央书记处在关于卫生工作的决定中指出："根据《宪法》发展现代医药和我国传统医药的规定，要把中医和西医摆在同等重要的地位。一方面，中医药是我国医疗卫生事业所独具的特点和优势，中医不能丢，必须保存和发展；另一方面，中医必须积极利用先进的科学技术和现代化手段，促进中医药事业的发展。要坚持中西医结合的方针，中医、西医互相配合，取长补短，努力发挥各自的优势。"

1986年7月20日，为了进一步加强中医工作，提高中医在我国医疗卫生事业中的地位，充分发挥中医中药防病治病的作用，国务院决定成立国家中医管理局，1988 年改称为国家中医药管理局。

　　2003 年施行的《中华人民共和国中医药条例》，是中国政府颁布的第一部专门的中医药行政法规，它将多年来党和国家对中医药工作的一系列方针、政策，通过国家行政法规的形式固定下来，对党的中医药政策做了全面高度的概括，是中医药事业发展的里程碑。

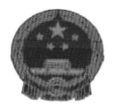

图 7-8-1　中华人民共和国中医药条例

　　2006 年 3 月 14 日第十届全国人民代表大会通过的《中华人民共和国国民经济和社会发展第十一个五年规划纲要》提出："保护和发展中医药，加强中医临床研究基地和中医医院建设，推进中医药标准化、规范化。"温家宝总理在讲话中强调，要支持中医药事业发展，充分发挥中医药在防病治病中的重要作用。

2010 年 6 月 20 日，时任国家副主席的习近平出席澳大利亚皇家墨尔本理工大学中医孔子学院授牌仪式时致辞指出："中医药学凝聚着深邃的哲学智慧和中华民族几千年的健康养生理念及其实践经验，是中国古代科学的瑰宝，也是打开中华文明宝库的钥匙。"

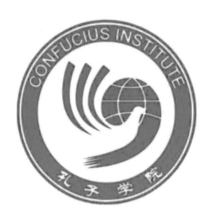

图 7-8-2　孔子学院

《中华人民共和国中医药法》由中华人民共和国第十二届全国人民代表大会常务委员会第二十五次会议于 2016 年 12 月 25 日通过，自 2017 年 7 月 1 日起施行。

返璞归真绿色法

　　绿色疗法是世界卫生组织提出并在全球推广的一种自然的、安全的全科生物医学疗法。

　　绿色疗法从自然界、人体自身和生物学方向寻找祛病延年的方法，通过调动激发自身潜能，将人体潜在的自控力和调节力转换为治病的能量去战胜疾病，既补先天之气，又补后天之本，整体调整、恢复和增强人体活力和免疫力，把体内有害的物质排出体外，达到祛病延年的目的。

　　近年来因药物大量使用导致副作用、抗药性、依赖性等弊病，各国医学界有识之士已提出由"白色治疗"（药物治疗）向"绿色治疗"（非药物治疗）转变。中国古老的针灸、推拿、气功、刮痧、食疗等传统"绿色疗法"走向了世界。

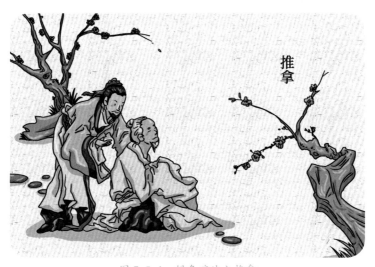

图 7-9-1　绿色疗法之推拿

　　"绿色疗法"是中医防治疾病的上乘疗法，它来源于自然，回归于自然，从中药到方剂都体现了阴阳的平衡，五行的生克。从 2000 多年以前，针灸、刮痧、推拿等就开始作为中医的一部分广泛流传应用着，并解决了无数人的痛苦。

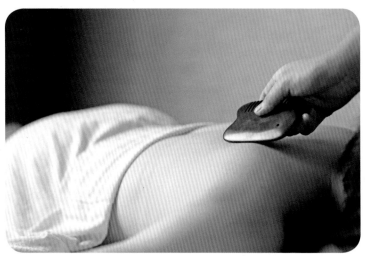

图 7-9-2　绿色疗法之刮痧

世界遗产泽九州

中医药作为世界遗产中的璀璨部分，既是中华民族的宝贵财富，为中华民族的繁衍昌盛做出了巨大贡献，也为世界人民的健康做出了贡献。

2015 年 12 月 7 日下午，诺贝尔生理学或医学奖得主、中国女科学家屠呦呦在瑞典卡罗林斯卡医学院向世界宣布：青蒿素——中医药给世界的一份礼物！83 岁高龄的屠呦呦用坚强有力的声音，再次证明传统中医药在世界医药界的重要地位，以严谨的科学态度改变了人们对于中医药由来已久的争议与质疑，把中医药首次推向了诺贝尔奖巅峰。

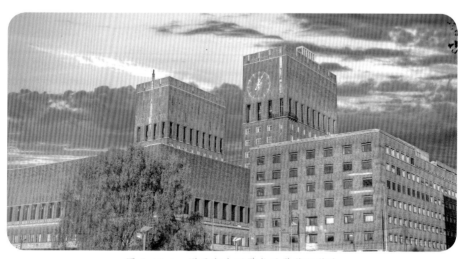

图 7-10-1　诺贝尔生理学或医学奖颁奖地

屠呦呦获得诺贝尔奖，体现了中医药是具有原创优势的科技资源，体现了挖掘中医药宝贵财富要利用现代科学技术，体现了中医药对人类的贡献，青蒿素的发现实实在在地挽救了几百万疟疾患者的生命。

　　"中国医药学是一个伟大宝库，应当努力发掘，加以提高。"青蒿素正是从这一宝库中发掘出来的。通过抗疟药青蒿素的研究经历，深感中西医药各有所长，二者有机结合，优势互补，当具有更大的开发潜力和良好的发展前景。大自然给我们提供了大量的植物资源，医药学研究者可以从中开发新药。中医药从神农尝百草开始，在几千年的发展中积累了大量临床经验，对于自然资源的药用价值已经有所整理归纳。通过继承发扬，发掘提高，一定会有所发现，有所创新，从而造福人类。